エッセイ

栄養歳時記

片山眞之
片山洋子 著

産業図書

まえがき

「生命はすべてに優先して最も尊い」……かつて拙著「保健栄養学」（杏林書院刊、1979）を執筆したときの冒頭に掲げた一節です。当時は日本の国中に生体外異物が溢(あふ)れていて、日常生活は深刻な情勢でした。現在の日本は、飽食の時代ともいわれたり、外国産の汚染食品が出回ったり、外食産業の隆盛がみられて各家庭の持ち味が希薄になったりと、考え込まされることが多い日常です。

私たちが気になるのは、やはり近い未来の子供達や孫達の食環境についてです。季節が巡るたびに、いろいろと考えさせられてきたことを各節を独立した形で小文に認(したた)めました。

現代は情報の時代といわれていますが、私たちは、いろいろな情報を知らないでいるうちに、健康被害にあったり災難に遭遇しています。たとえ少ない情報でも、自らの知識とこれまで得られている情報を自分の頭で考え組み立ててゆけば、自身をとり巻く情勢が見えてきます。市民の一人ひとりがそのように考え行動する時代になって来たと実感しています。

目　　次

まえがき　i
凡例　ix

１月（睦月のことども）………………………………………… 1
　新春の静けさ………………………………………………………… 3
　生命の起源………………………………………………………… 5
　水の中の生命……………………………………………………… 7
　水の話題…………………………………………………………… 9
　甘い食べ物、砂糖………………………………………………… 11
　おかゆはいかがですか…………………………………………… 13
　　囲み記事：BMI…10　重湯…14

２月（如月のことども）………………………………………… 15
　如月の気配のなかで……………………………………………… 17
　寒さに負けない食事……………………………………………… 19
　水、その不思議な性質…………………………………………… 21
　水とミネラル……………………………………………………… 23
　美味しい水………………………………………………………… 25
　　囲み記事：軟骨…18　コラーゲン…18　コンドロイチン硫酸

iii

目　次

　　　　　　　　…20　水素結合…22　ヒアルロン酸…26

3月　（弥生のことども）……………………………………………27
　　弥生の風物………………………………………………………29
　　澱粉・麦芽糖・葡萄糖…………………………………………31
　　身体が消費するエネルギー……………………………………33
　　蛸のつぶやき……………………………………………………35
　　「春眠」の季節…………………………………………………37
　　食事と血糖値……………………………………………………39
　　　囲み記事：GI…32　CoQ…34　軟体動物…36
　　　　　　　　ヘモシアニン…36　やせ薬…38

4月　（卯月のことども）……………………………………………41
　　春を待つ日々に…………………………………………………43
　　桜花吹雪…………………………………………………………45
　　桜の花の印象……………………………………………………47
　　灌仏会の甘露……………………………………………………49
　　コレステロール…………………………………………………51
　　ぶどう糖の代謝（そのⅠ）……………………………………53
　　ぶどう糖の代謝（そのⅡ）……………………………………55
　　　囲み記事：ステロール…52

5月　（五月のことども）……………………………………………57
　　酸素が増大して海洋生物が地上に現れた……………………59
　　筍……………………………………………………………………63
　　江南旅情…………………………………………………………65
　　粽の風味…………………………………………………………67
　　　囲み記事：温暖化の防止策…62　青葉アルコール…64

6月 (水無月のことども)……………………………………69
- たんぱく質の必要性……………………………………71
- おふくろの味……………………………………………73
- ひじきの効用……………………………………………75
- 韓国料理…………………………………………………79
- 森のバター、アボカド…………………………………81
- 白身の魚…………………………………………………83
- 高度不飽和脂肪酸から生合成されるホルモン様物質………85
- ぶどう糖から代謝中間体へ……………………………87

　　囲み記事：ガスクロマトグラフィー…72　食物繊維…76

　　　　　　キチン…78　キトサン…78　ペクチン…78

　　　　　　沖醬蝦の生態…84

7月 (文月のことども)……………………………………89
- 梅雨明けへ………………………………………………91
- 環境の保全を～初夏の訪れの中で～…………………93
- ビールの季節……………………………………………95
- 豚の伝来…………………………………………………97
- 肉料理とパイナップル…………………………………99

　　囲み記事：酵素…100

8月 (葉月のことども)…………………………………… 101
- 猛暑の中の草取り……………………………………… 103
- 食欲を増進させるための工夫を……………………… 105
- めんそーれ　沖縄の食事……………………………… 107
- 活性型酢酸の生成……………………………………… 109
- 牛乳の色はビタミン B_2 ……………………………… 111

目　次

　　烏賊釣りの漁火に……………………………………… 113
　　ヨーグルト…………………………………………… 115
　　　囲み記事：空腹感…106　ビタミンＢ群と補酵素…112
　　　　グリコーゲン…114　澱粉…114

9月　（長月(ながつき)のことども）……………………………… 117
　　かつての「長寿の島、沖縄」をかえりみて　………… 119
　　「じゃこ」は良好なカルシウム源 …………………… 121
　　豆腐の栄養価………………………………………… 123
　　油脂の消化と吸収…………………………………… 125
　　鰯の効用……………………………………………… 127
　　魚油の脂肪酸………………………………………… 129
　　　囲み記事：カルシウムの不思議…122　カルニチン…126
　　　　長寿と健康寿命…132

10月　（神無月(かんなづき)のことども）…………………………… 133
　　中華料理の魅力……………………………………… 135
　　内蒙古の旅から―調理場の器具 …………………… 137
　　病原性微生物の猛威に思う………………………… 139
　　洋風の魚料理………………………………………… 141
　　土鍋あれこれ………………………………………… 143
　　秋色は健康の色……………………………………… 145
　　初秋…………………………………………………… 147
　　食欲の秋に…………………………………………… 149
　　蔗糖伝来……………………………………………… 151
　　　囲み記事：冷凍と冷蔵…142　イノシトール…148
　　　　必須アミノ酸…150

11月（霜月のことども）……………………………… 153

- 秋風に乗って……………………………… 155
- 五穀豊穣……………………………… 157
- 山辺の稔り……………………………… 159
- 油の過酸化物……………………………… 161
- 糠の効用……………………………… 163
- おでん……………………………… 165
- 回遊する鰤……………………………… 167

　　囲み記事：植物の水…156　アルコール…160

　　　　　　有機酸…164　動物が食べる食物の量…168

12月（師走のことども）……………………………… 169

- 季節雑感……………………………… 171
- ポリフェノール……………………………… 173
- 干し柿の季節……………………………… 175
- 柿の渋……………………………… 177
- 柿の献立……………………………… 179
- 牛肉事情……………………………… 181
- BSE禍に思う ……………………………… 183
- クリスマスパーティーのあとで……………………………… 185
- 師走の風物の中で……………………………… 187

　　囲み記事：フェノール…174　脱渋の原理…178

　　　　　　BSE肉骨粉の行方…184

あとがき　189

凡　例

単位

$m\ell$	ミリリットル
ℓ	リットル
g	グラム
kg	キログラム = $1,000g$
t	トン = $1,000kg$
$\%$	パーセント
℃	度・摂氏
mm	ミリメートル
cm	センチメートル = $10\ mm$
m	メートル = $1,000\ mm$
km	キロメートル = $1,000\ m$
$kcal$	キロカロリー

元素記号

H	水素
Na	ナトリウム
K	カリウム
Ca	カルシウム
Fe	鉄
C	炭素
N	窒素(ちっそ)
O	酸素
P	燐(りん)
S	硫黄(いおう)

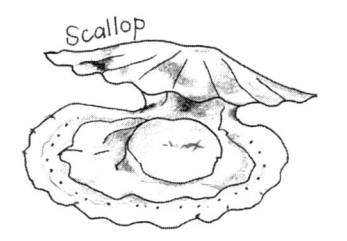

1月

Scallop

1月

　太陽暦は日本では1月、2月と数字で表されていますが、欧米の1月〜8月は数字ではなくローマ神話の神の名に由来した名称が多く使われています。太陰暦の日本語は稲作に関連しているとか、季節の風物に由来するとかと、いろいろな解釈がされてきました。

　睦月(むつき)（旧暦（太陰暦）の1月）は「むつび（仲良くする、親しくする）」の月に由来した名称といわれていますが、一方で、稲穂の「み（実）⇒む」を初めて水に「つける（漬ける、浸す）」月だからという説が「大言海」（国語辞典）にあります。

　英語のJanuaryはローマ神話の神Janus（ヤヌス）に因(ちな)んでいます。ヤヌスは入り口や門を守る神です。

新春の静けさ

　あけましておめでとうございます。
　風のない穏やかな正月の朝、都会の街角にも、まぎれもなく「本当の静けさ」が漂っております。その様な静けさに出会うと「一年分を今味わうのだ、今しか味わえないのだ」という切なさが胸をしめつけます。
　静けさや穏やかさが以前の日本にはどこにでもあったのです。ところが今ではどこを向いても、がさがさ、ざわざわとしていて、誰もかれも落ち着きを無くし、やることなすことに、がさがさの風潮が漂っています。こんなことでは日本の素晴らしい文化は無くなってしまいそうです。
　物理的にも心理的にも人工の騒音があまりに多過ぎはしませんか。
　中国の風土には大陸的なおおらかさがありますが、おおらかさの秘密は広大な大地の中で少々の騒音など、どこかへふっ飛んでしまうからでしょう。
　中国料理にはその様なおおらかさがあって、私たちの郷愁をそそります。しかし、日本の中華風料理には、おおらかさが無くなってしまったものも少なくありません。
　先日、来日した中国からの学術視察団の方々と食事を共にした

1 月

時、出てきた「はるさめ」や「あげもの」を中華風の料理だと説明しても怪訝(けげん)な顔をされるばかりでした。

日本の社会はもっともっと落ち着きを取り戻さねばなりますまい。

静かな静かな一日、聞こえるのは子供達のはしゃぐ声と小鳥のさえずりと風の音だけ。そんな情景を心に描く時、ロマン・ローラン作「ジヤン・クリストフ」の一節*が思い起こされます。

新春にあたり静かさの中に培われる文化の再来を期待しつつ、昔の日本の静かなお正月に思いをはせていただけたら幸いです。そして、静かな平和な雰囲気のなかで出会う家族の笑顔は我が家の宝といえるでしょう。

---

* "… 一羽の小鳥が、… 一本の樹の枝で歌いはじめた。…… 水がつぶやいて… そよかぜに愛撫されて波うっている。花咲ける麦のそよぎが聞こえた。ポプラの樹々は小きざみに震えていた。……"
《ジャン・クリストフ（四-反抗―II-埋没）ロマン・ロラン作-片山敏彦訳　みすず書房（1955刊）から》

生命の起源

　新年は、連綿と続く時間の流れの一区切りです。新年を迎えていつも感じるのは、時間の流れを一年の単位で区切って考えるという生活の知恵です。

　「生命」は、地上に現れたときから今日までの永い永い時間の旅路をへて今日に至っております。

　生命の誕生にはソ連（現ロシア）のオパーリン博士による「生命の起源」（1936）モデルが良く知られております。

　水になじみやすい小さな粒子（親水性のコロイドといいます）は多数集まって固まりを造りやすいという性質があります。これをコアセルベイトといいますが、このコアセルベイトが生命の起源だとするのがオパーリンの「生命の起源」です。

　太古の昔、小さな液滴として水中に現れた生命の源は徐々に複雑な性質をつけ加えてきました。この液滴が生物と呼ばれるようになるためには、自身と同じものを再生できる能力（増殖）が備わること、傷んだ部分を自ら修復できる能力を備えること、自身の活動を一定に調節できる能力を備えていることなどが必要です。このような特徴は、生物を無生物から区別するものです。さらに生物は外界との間に仕切りの境界膜をもち、その膜を通して物質を選択的に出し入れしています。

1　月

　このようにして環境から区別された生命体は、自身に必要なものを外部環境から取り入れ、不要なものを外へ吐き出しています。地上に誕生した生命体は進化を重ねた末に、現在の人間にまで到達しました。

　生命は水の中で誕生し、水に囲まれて生き続けています。地球上に生活する生物はすべて水に囲まれて生きております。砂漠の植物は乾燥期になると表面が干からびていますが、体内には沢山の水をたたえております。われわれの身体も、体重の60％以上が水ですし、クラゲなどは95％以上が水です。

　水は大変にユニークな性質を持った物質で、分子の形や構成が近縁の化合物とくらべてみても、その性質が飛びぬけて異なっています。この異常な性質が生命をはぐくむのにとても好都合なのです。

　火星に生命の痕跡が見つかったとか、月に氷の固まりが発見されたというニュースを聞くと、宇宙の地球以外の天体にも生命体が存在したし、また存在する可能性があるという実感を味わわせてくれます。

　私達は、生物の満ちあふれた地球をもっと大切にして、日毎につのる生物種の絶滅を少しでも喰い止める努力をしなければならないと痛感いたします。その視点は、経済優先ではなく、生命(いのち)の尊厳を優先させることにあります。

水の中の生命

　太古の昔の海洋には、無機物のほかには単純な有機物だけが漂っていました。まだ生物が発生する以前のことです。そのような海水中に生命の最初の兆(きざ)しが生まれました。最初の生命体は周りの海水を体内に取り込んでいたことでしょう。

　その結果、長い歳月がたった今日まで、生物の体液は当時の海水の組成を反映したままです。

　現在、私達の体液にはいろいろなミネラルが溶けております。ミネラルには、陽イオン（プラスのイオン）になっているものと、陰イオン（マイナスのイオン）になっているものがあります。体のなかの陽イオンとしてはカリウムイオンとナトリウムイオンが非常に多いのですが、カリウムイオンは細胞の内部に多く、反対にナトリウムイオンは細胞の外部に多いという特徴があります。

　水は体内に大量にあり、胎児の場合、体の80％は水です。成人になっても体の約60％は水ですから、体の中は水で浸されているといってもいいでしょう。大量にある水の性質は、生命のいとなみに、重要な影響を及ぼしています。

　水の性質の第一は、純粋な水を持ってくると、その中のごく僅かが、水素イオン（H^+）と水酸イオン（OH^-）とに分かれている点です。水1リットル中に水素イオン（陽イオン）は1万分の

1 月

1mg（0.000 000 1g）、水酸イオン（陰イオン）は1万分の17mg（0.000 001 7g）含まれているに過ぎません。しかし、純水中では水素イオンと水酸イオンの数は全く同数ですが、純水以外では両者の数が異っています。イオンの数を「濃度」として表現する［水素イオンの濃度］と［水酸イオンの濃度］を乗ずると、常に一定の値になります。

　水の性質の第二は、とても拡がりやすい点です。
性質の第三の特徴は、いろいろなものを溶かしやすい点です。中性の水は水素イオン（H$^+$）と水酸イオン（OH$^-$）を同じ数だけ含んでいるので、pH 7 *と表現できます。

　人の体液は、pH 7.4 であり、常にほぼ一定に保たれています。

　最近アルカリイオン水を作るという装置が高価に売られ、血液をアルカリ性にするから良いのだと宣伝されているそうですが、間違った言い方です。実は、健康な人の体液のピーエッチは飲食物で変わるような不安定なものではないのです。常にピーエッチ 7.4 前後（7.35 から 7.45）に巧妙に調節されております。これは体の調節機能であり恒常性といわれる性質です。どの生物にも体内に恒常性をみることができますが、この性質は「生命」の特質の一つでもあります。

＊ ドイツ語読みで、pH ともいいます。

水 の 話 題

　近年、水をめぐる話題が豊富ですが、健康や栄養に関して宣伝されている内の幾つかには奇妙な内容のものがあります。
　例えば、「肥満は水ぶくれなので汗を流して体内の水を絞り出せばいいのだ」という人たちがいます。これは誤った言いまわしです。肥満は脂肪が体内に蓄積しているためであり、汗を流すことにより体内の代謝が進んで、脂肪などが消費されれば体重が減るというのが事実です。
　次の例は、アルカリイオン水です。「アルカリイオン水は体液をアルカリ性にするので、健康に寄与します」という広告がありますが、誤った考えを押しつける広告です。この様なことを見聞きしたら次のことを思い浮かべて下さい。
　アルカリ性食品を食べたりアルカリ水を飲んでも、そのために血液がアルカリ性になることはありません。血液や体液は厳密に一定の範囲のpHに調節されていて、どのような種類の飲食物を摂ってもpHは変わらない仕組になっているのです。もし、あなたの体液のpHが飲食物によって変わるようでしたら、あなたの健康状態は異常です。
　また、正常な胃からはかなりの量の塩酸が分泌されていますし、小腸（十二指腸）にはアルカリ性の膵液が分泌されていて、この

酸性の胃酸を中和するだけでなく、胃から移送されてきた内容物を弱アルカリ性にしています。胃腸の酸性やアルカリ性に影響を与える程の量のアルカリを「アルカリイオン水」から摂ることは不可能です。

　私達の身体の体液量は体重の約 60 % を占めています。その体液は細胞内液と細胞外液とに分けられていますが、いうまでもなく、水分（体液）は生命の維持になくてはならないものです。実際に体内に入ってくる水分は、一日あたり、飲料水 1,200 mℓと固形食中の水分 600 mℓと燃焼水（体内での代謝の結果生じた水分、代謝水ともいう）200 mℓの合計 2,000 mℓです。

　一方、一日に排出される水分は、尿、汗、呼気、糞便中のものを合計して 2,000 mℓで、出納のバランスがよく保たれています。

　飲料水について、まず気をつけなければならないことは、正常な身体の機能に反することはやらないことです。自分の頭で論理的に考えて行動することが、健康を守るための大前提だといえます。

BMI（ボディ マス インデックス）：肥満の程度を評価する体格指数の一つです。体重（kg）／〔身長（m）×身長（m）〕で計算したときの数値が 22 の場合を基準値として、18.5 以上 25 未満ならば「普通体重」、数値が 25 以上の人は「肥満」とし、また、18.5 未満の人を「やせ」とします。

甘い食べ物、砂糖

　お正月の食卓には甘い献立が多く登場します。以前は砂糖が貴重品でしたので、体の弱ったときに薬のように特別に使われたり、おめでたい催しによく使われてきました。

　砂糖は水に溶けやすいので濃度を濃くすることができ、食品の保存に利用されています。砂糖漬けの保存食はそのまま食べることができますからとても便利です。甘納豆や栗の甘露煮などはそのよい例でしょう。

　水に溶かして高い濃度にできる物質は、水の浸透圧を高くしますから、そこでは微生物が生存できなくなります。高い浸透圧のもとで微生物の細胞が壊れてしまうのです。これが砂糖漬けや塩漬けによって食品が保存できる原理です。

　蔗糖（化合物の名称、砂糖という食品の主成分）は小腸で素早く消化吸収されますから、疲れたときに甘いものを食べると、ただちに元気になります。蔗糖は消化されてぶどう糖と果糖になりますが、ぶどう糖は吸収されて血糖値を上昇させます。寒い季節にちょっと戸外へ出るとか直ぐそこまで外出するという場合の即戦力的なエネルギー補給になるのです。

　朝ご飯を食べてから出勤するのは、血液にぶどう糖を補給して、脳細胞をいきいきと働かせるという意味もあります。血液中のぶ

1 月

どう糖は全身を循環していろいろな細胞に達し、エネルギーが必要とされるときに直ちに利用されます。

　細胞内にぶどう糖が運び込まれるためにはインシュリンというホルモンが必要です。通常は、食事をすることによって血液中にインシュリンが分泌されていろいろな細胞の表面に結合し、その作用でぶどう糖が細胞内へ移送されています。

　インシュリンが不足すると、各細胞はぶどう糖を必要としているのに、いつまでも血液中にぶどう糖が残ったままになります。このようなことは糖尿病のときにみられ、この状態を血糖値が高いといいます。

　冬空の下でハイキングを楽しんだり、里山を散歩したりするときに、十分に防寒着を整えて、暖かい飲み物を入れた魔法瓶を持ち、甘いものをポケットに忍ばせて時々口に入れていると、疲れ過ぎないで快適な一刻を過ごせることでしょう。甘いものというと飴が代表例です。

　なお蛇足ながら、近ごろ市販されているダイエット飴（ノンシュガー飴、シュガーレス飴）では、エネルギーになり難い甘味料が使われていますから、なめても疲れをいやすことになりません。冬山や冬のハイキングに持参しても役に立ちません。

おかゆはいかがですか

　新しい年の始まりに当たり、久しぶりに家族が寄り集まって楽しく過ごしたお正月……。お正月の後も、卒業や入学・入社の行事の会食には美味しい食物がたくさん出てくることでしょう。
　しかし、これらのご馳走を一品一品よく眺めてみると、高たんぱく食であり、さらに高脂肪食であることがわかります。典型的な日本料理でも、また若者向けのグルメ風洋食でも同様です。この様な「高脂肪」「高たんぱく質」のご馳走を毎日食べていると健康に影響が出てまいります。
　たとえ少々体重が増えても、ある体重まででとどまっており、仕事も調子よくできて、毎日が快食・快便・快眠という健康状態にあるならば心配はいりません。しかし、体重がどんどん増え続けていく場合は要注意です。肥満が糖尿病や動脈硬化症、心筋梗塞、痛風などの病気をひきおこす引金になることがあるからです。
　さて、「おかゆ」といいますと、幼い頃を思い出す方も多いのではないでしょうか。病気になって独り寝ていて、なんとなくお腹がへってきた時、お母さんが心をこめて作ってくれた、あのちょっぴり塩味の効いた「おかゆ」の味が思い出されます。
　おかゆは胃腸に負担をかけない病人食として昔から使われてい

1 月

ます。熱をだして床にふせっているときに、少しでも栄養素やエネルギーを供給するためには「おかゆ」の柔らかさが大変適しているのです。

　「おかゆ」のなかに、日本の味や日本の食文化を感じます。

　お正月には何かと飲んだり食べ過ぎたりという機会が多くて、多くの人の胃腸や肝臓がちょっと休みたがっています。

　お正月明けには、何種類かの「おかず」を少量ずつそえて、「おかゆ」を食べてみてはいかがでしょうか。その日があなたの休胃腸日であり休肝日になるでしょう。

　重湯（おもゆ）：消化器系の病気では、流動食－半流動食－普通食へと食事を変えます。流動食としては米1に対して水10を加えて炊いた重湯が使われます。半流動食では、米1に対して水5の全粥（ぜんがゆ）や七分粥や、五分粥、三分粥や一分粥が使われます。

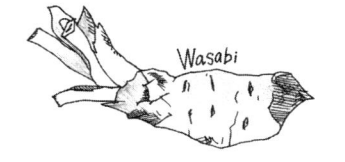

2月

Wasabi

2月
　如月(きさらぎ)(旧暦の2月)は「き(草木)」の芽が「はり(張り)⇒さら」出す月という意味だとか、「きぬ(衣)」を「さら(更)」に着る月という意味を表すといいます。

　英語のFebruaryは純化の祭り(女性のメンスに関連)に因んでいます。

如月(きさらぎ)の気配のなかで

　今冬のように暖かい年でも「寒の入り」が来ますと冬本番の気配を感じましたが、二月堂お水取りの時期が近づいてまいりますと、例年通りに寒さが厳しくなっていることを実感いたします。
　そんな寒さの中でも草木の体内時計は刻々と時を刻んでいるようです。盆栽に仕立てた福寿草の花が散り終わってしまうころ、寒風の中でも庭先にはフリージアや雪割草やクロッカスが早くも芽をもたげています。
　この様な生物の営みは、変わりようもなく自然界に必ず起こっていることだといえます。生物の持っているいろいろな性質は、遺伝子の中に組み込まれていて先祖代々受け継がれているものです。
　遺伝子工学、遺伝子組み換え技術といわれるものは、ある種の生物の遺伝子を取り出して別の生物に組み込み、両者の遺伝子が混在した性質の生物を出現させようとするものです。
　この技術を利用すれば、人類の食糧を際限なく生産できるという幻想があります。この幻想が独り歩きしているためでしょうか、日本人の食糧調達が真剣に考えられていないように見受けられます。
　なぜ幻想なのでしょうか。

それは、現在の生物の持っている遺伝子をどのように組み換えても現在の生物以上の性質は出てこないからです。一個の生物にいろいろな性質を備えさせたとしてもです。

では、どうしたら良いのでしょうか。

近未来の人口と食糧供給量との関係は、人類全体の大問題です。人類全体の課題として、今取り上げなければ、益々取り組みが困難になってしまいます。

軟骨：軟骨は関節の骨が接する摩擦面や呼吸道などの管状になった部分にあります。軟骨は軟骨細胞と軟骨基質から構成されていますが、軟骨基質の成分が弾力を与えています。

軟骨基質は、コラーゲン（Ⅱ型）、プロテオグリカン（たんぱく質とムコ多糖とが結合）、水（軟骨基質の約 70％あり、ナトリウム、カリウム、塩素に富む）で構成されています。

コラーゲン：動物の結合組織などにあるたんぱく質です。軟骨のほか、骨、皮膚などにあり、人体を構成するたんぱく質のうちの 30％がコラーゲンです。コラーゲンはコラゲナーゼという酵素で分解されて、構成アミノ酸であるプロリンとヒドロキシプロリンになります。

寒さに負けない食事

　2月は一年中で最も寒い時節で、寒中行事がいろいろ催されてきました。身体(からだ)が寒風に曝(さら)されますと、甘党ならずともお汁粉や善哉(ぜんざい)や甘酒に目が向いてしまいます。冷えた身体を暖めるには、甘いもの（蔗糖や麦芽糖）を補給して血糖値を上げ、各臓器の細胞にエネルギーを供給することが有効なことを身体(からだ)は知っているのです。

　だからと言って、砂糖ばかり食べていても効果はありません。細胞の中へ取り込まれたぶどう糖が代謝されるためにはビタミンB群が必要です。

　日々の生活を健康に保つためには、身体に摂り入れられた栄養素がスムーズに代謝される必要があります。そのためにはバランスの良い食事内容であることが一番大切なことです。

　バランスの良い食事とは糖質（炭水化物）、脂質（油脂）、たんぱく質がエネルギー比でおよそ65対20対15で含まれ、さらにミネラルとビタミンが一定のレベルで含まれているものです。ところが、最近、平均すると脂質のエネルギー比が25％を越してしまっています。もう少し油脂の摂取量を減らすように心がけたいものです。

　糖質としては、でんぷんが代表的な食材です。でんぷんはぶど

う糖が無数に結合したものですが、この結合は消化液によって分解（切断）されます。

また、生(なま)でんぷんには消化液が作用しにくいのですが、でんぷんに水を加えて加熱しますと消化液が作用しやすくなります。生でんぷんに水を加えますと、まず白い粒子となって底に沈みますが、これを加熱しますと半透明の液になります。この時、水がでんぷん分子の間に入り込んでいるのです。水と良く混ざり合ったでんぷんは消化酵素も近づきやすくて、容易に分解（消化）されます。

通常の食事をしていれば、ほとんどのミネラルは供給されますが、カルシウムと鉄は不足するおそれがあります。そのために気をつけて鉄やカルシウムを沢山含む食品を食べるようにしなければなりません。

カルシウムを多く含んでいる食品は小魚、牛乳およびチーズ、ヨーグルトなどや野菜や海藻類です。また、鉄を含む食品としては肉類、魚の血合い肉、ホーレン草などです。

寒い冬を元気に乗り切って生活するためには、これらの食品を毎日食べるように心がけることです。

コンドロイチン硫酸：ムコ多糖類といわれる糖質の1種。コンドロイチン硫酸には数種類ありますが、それぞれ動物の種や組織の部位などに特有です。乾燥した軟骨の重量のうち20〜40％がコンドロイチン硫酸です。N-アセチル-糖が多数結合した鎖に硫酸が多数結合しています。

水、その不思議な性質

　日本に住んでおりますと、きれいな水にいつでも触れることができます。これほど水のきれいな国は珍しいでしょう。そのため、ともすると、水をないがしろにする風潮もみられますが、残念なことです。水は私たちの身の回りに溢れていますから、水の性質をごく普通の物質の性質と同じものだと思っている方も少なくないでしょう。

　ところが、違うのです。水の性質はとても特殊で、他の物質とは似ても似つかない点が幾つもあります。大抵の場合、物質は冷やしていくにつれて縮んで体積が小さくなっていきます。しかし水は4度（摂氏）になるまでは体積が縮んでいきますが、さらに冷やしていくと、その後は逆に体積が増えてくるのです。ついには0度になり凍りはじめますが、全体が氷になってからは、温度が下がるにつれて体積も小さくなるという物質一般の性質が現れてきます。

　水は温度を上げてもなかなか沸騰しません。類縁の物質ですともっと低い温度で沸騰するのに水では100℃＊になってはじめて沸騰がはじまります。

＊1気圧のもとでの沸騰温度：100度摂氏

2 月

　水は大変拡がりやすくて、ガラスの容器に水を入れますと上の方までかすかに濡らしております。しかし、ごく薄い水の層なので目でみてもわからないでしょう。布切れの端を水に浸けますと水が上の方まではい上がっていって濡らしてしまうことは、日常生活でよく経験します。

　その他にも、いろいろな現象がみられます。これら水の特別な性質は、水の中にある「水素結合」という水の分子同士の結び付きに由来しています。水素結合というのはきわめて弱い結合力ですが、多数集まれば結構強い力が発揮されます。

　生物にみられる生命の営みを、生命現象といいます。この生命現象のなかには「水素結合」によって支えられている部分が少なくありません。生物の体の60％以上は水ですから、水の中に多数存在する水素結合が、生命の維持に大きな割合を占めています。

　水素結合：窒素原子（N）や酸素原子（O）や燐原子（P）、硫黄原子（S）、ハロゲン原子（X）などに結合した水素原子（H）は、電子を追いやり、一方N、O、P、S、Xなどは電子を引きつけやすい性質をもっています。N、O、P、S、Xなど（□、▽で表します）の間にHが挟まれた配置になりますと、□−H…▽などのように弱い結合（…）である水素結合が生じます。N、O、P、S、Xなどの代わりに、二重結合やベンゼン核が配置される場合も、同様に水素結合を生じます。

水とミネラル

　水微温(ぬる)むころになりますと、急に生き物が動きだします。生物の体内に起る物質代謝の過程は温度が高いほど変化が速くなります。物質代謝は主として化学反応ですが、温度が10度上がると反応の速度が2倍になります。気温が上がると生物活動が活発になることもうなずけましょう。

　水にはいろいろな物質が溶けこみますが、多くの場合、水温が高いほど沢山溶けこみます。気温が上がり水温も上がれば、生物体内の代謝過程が活発になり、体内の代謝系への物質補給も滞(とどこお)らなくなります。

　生物体内は水で満たされていますから、体内のいろいろな反応も、水の存在する状態で働いています。水がいろいろなものを良く溶かす性質は、生体にとっても、好都合なわけです。ミネラルも水に良く溶けますが、水に溶けた場合には大抵、イオンの形になっています。

　むかし、井戸から水を汲(く)んでいたころ、水温が上がってくると鉄製の手押しポンプから出てくる水が「金(かな)(気)(け)臭(くさ)い」ことがありました。これなどは、鉄がイオンになって井戸水に溶けこんできたためです。

　人の味覚は舌の先や舌の周縁にある味蕾(みらい)で感じられますが、物

質が味蕾の細胞に達するためには水に溶ける必要があります。ミネラルイオンが水にたっぷり溶けていると、ミネラルイオンが味蕾のすみずみまで十分にゆきわたって「金臭さ」が感じられてしまったのです。海水には多量のミネラルが含まれていますが、薄めて飲んでも美味しいものではありません。

しかし、ミネラルや二酸化炭素（炭酸ガス）が全く含まれていない純粋な水を作って飲んでみると、味もそっけもない液体になっていることがわかります。

世界の各地には「名水」が知られていますが、これらは地中から湧き出ていたり、人獣のはいり込めない谷川を流れ下っているものです。このような「名水」には僅かなミネラルと少量の二酸化炭素が含まれていて、そのうえ、水温も適度に低いものです。

欧米諸国で水道水が多量のミネラルを含んでいる地域では、人々はびん詰めの飲料水を買ってきて飲んでいます。コーヒーや紅茶もびん詰めの飲料水で淹れています。これを真似て日本でもびん詰めの飲料水を飲むことが流行しているようですが、なぜ日本でも流行っているのかを一度考えてみましょう。

日本が水資源の豊かであることを、無制限に水が使えるのだと勘違いしたり、日本のきれいで美味しい水が得られる状態を、水源地を放置しておいても水道の水質は悪化しないのだと取り違えられているうちに、日本の各地で水不足と水源の水質悪化が著しくなって来てしまったのではないでしょうか。

1990年代以降、日本でびん詰めの水がよく売れだしたことは、20世紀末の一つの象徴的な出来事だといってよいでしょう。

美味しい水

 ３月近くになると、奈良、東大寺二月堂の修二会の行事が話題にのぼります。寒中のお水取りで汲まれる水は、きっと大変冷たい美味しい水なのでしょう。
 水の美味しさは、水温と溶けている成分によって大きく左右されます。味覚や香りも大切な要素です。水に溶けている物質（化合物）の多くはイオンの形になっています。気体は、温度が低いほど水に溶けこむ量が多くなります。高温になるほど溶け難くなり、水を沸かすと大部分の気体が追い出されてしまいます。
 気体にはイオンの形をとりやすいものがあり、イオンになって水に大量に溶けこみます。二酸化炭素（炭酸ガス）の場合には、大部分が炭酸イオンになっていて溶液が酸性を示します。ビヤホールの片隅や屋台の裏側でボンベからビールの容器に二酸化炭素を補給している光景はもうお馴染みのものでしょう。
 日本の水道水は全国どこで飲んでも病原菌の心配はありませんが、時としてきつい塩素臭のすることがあります。また、水源に溶けこんだ有機物に塩素イオンが作用してトリハロメタンなどが生成している場合があります。これら、塩素ガスやトリハロメタンは気体になりやすいので、水を沸騰させるとかなりの部分が除けます。

2 月

　気体は圧力を加えるほど、沢山水に溶けこみます。ラムネにはガラス玉が栓になっていて、圧力がかかっていますから、二酸化炭素がいつまでも溶けこんでいます。そのため、ガラス玉をはずすと二酸化炭素の泡が一気に勢いよく吹き出すのです。

　二酸化炭素が水に溶けて生じる炭酸イオンは弱い酸です。炭酸イオンが入った飲料水が喉を通るとき、喉越しで急に気化した二酸化炭素が口中に充満して、心地よい爽快感を感じさせてくれます。

　酸味は舌の縁の方で感じられますが、甘味は舌の先端で感じられ、苦味は舌の奥で感じられます。炭酸飲料を飲んだ時、酸味とともに他の味が混ざって爽快感になるのでしょう。

　外が寒いとき、暖房のよく効いた部屋は、とっても乾燥していますから、喉が渇きます。夏の陽射しのなかで汗をかいた時のように、冬の暖房の部屋でも、炭酸の効いた飲料水が心地よく喉の渇きをいやしてくれます。

ヒアルロン酸：グリコサミノグリカン（酸性ムコ多糖ともいう）の一種ですが、他種のグリコサミノグリカンの多くが硫酸基を結合していることとちがって、ヒアルロン酸は硫酸（基）を結合していないし、たんぱく質も結合していません。ヒアルロン酸は2種類の糖類（N-アセチルグルコサミンとグルクロン酸）が交互にβ結合した長い鎖状分子で、分子量は100万以上にも達します。眼のガラス体をはじめ、皮膚、筋肉、軟骨、血管などに分布しています。

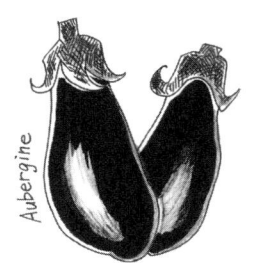

3月

Aubergine

3月

弥生(やよい)は春の季節に草木の新芽が「いやおひ(萌えいでる)⇒やよい」の月を表します。

英語のMarchはローマ神話の神、Mars(戦いの神)の月を意味します。

弥生の風物

　桃の花が薫るころには、日毎に暖かさが増してきて春の訪れが実感されるようになります。桃の節句やひな祭りのひとときは平和そのものです。現代の日本には平和な雰囲気がいっぱいですが、今冬も中近東には悲惨な毎日が続いております。

　文明が進み文化が発達した現代の世界、21世紀の今日にも、戦争という愚かしい人間の行動が続いているというのは悲しいことです。わが国でもかつては戦国時代という殺伐とした時代があり、その後も人命軽視の時代が続きました。日本はつい数十年前まではいろいろな戦争に直接関わってきて、その度に国内外で大勢の人々の血が流されました。

　各地にある樹齢数百年以上の樹木は、人々の悲惨な戦いの歴史を長い間眺め続けてきました。現在の日本には「戦争放棄を掲げた憲法」のおかげで平和な期間が続いており、年輪を重ねた樹木たちにとっても、気の休まる楽しい期間であったことでしょう。

　ひな祭りを樂しんでいる小さな子供たちを眺めていますと、平和の尊さがしみじみと感じられます。私たちが子供だったころ、先の戦争中に空襲警報の空の下を逃げ回ったときの恐（こわ）さと惨めさを、今のこの子らには味わせてはならないと強く感じます。これと似た状況は、かつて戦火に明け暮れた地域の人々にとっても同

3 月

じはずです。そこにも日本の子供と同じ様に、感じ、遊び、悲しみ、喜ぶ子供たちが大勢住んでおります。ひとにぎりの大人のエゴが、大勢の子供たちを犠牲にしているのではないでしょうか。

桃の節句やひな祭りが行われる弥生という平和な季節にも、何十人、何百人、何千人という子供たちが傷つき、飢え、悲しみに包まれているという現実を、あなたはどの様にお考えでしょうか。

春がもうすぐそこに来ている楽しい季節に、美味しい料理を作って、平和な日本にいることを感謝しつつも、なおも世界の不幸な人々に思いを馳せることを、私たちは要請されております。このことは、われわれ日本人の一人ひとりに突きつけられた、世界の平和の天使からの公開要請状です。

澱粉・麦芽糖・葡萄糖

　3月になって桃の花がほころび始めますと桜前線がもう直ぐそこまで来ています。お雛祭りの日に、甘い白酒をつい飲み過ぎてしまったという幼い頃の思い出を持っている方もいるのではないでしょうか。甘い飲み物は「口当たりがよい」ので、つい飲んでしまうのです。
　澱粉質の食物は口の中で長い間噛んでいるとだんだん甘味が出てまいります。これは、唾液の中の糖質消化酵素＝アミラーゼが澱粉に働いて麦芽糖（マルトース）やぶどう糖（グルコース）が生成されたためです。マルトースは水飴の主成分で、飴やキャラメルの原料として沢山使われてきました。マルトースは小腸粘膜の表面に到達しますと、そこにあるマルターゼという酵素によって、グルコースに分解されると同時に吸収されます。マルトースは2個のグルコースからできています。
　なお栄養学の分野では、消化液で「分解される」ことを特に「消化される」といいます。飴玉やキャラメルを食べるとすぐに元気が出るのは、マルトースが消化吸収されやすいからです。
　いろいろな澱粉を調べてみますと澱粉の分子の一部に、もうこれ以上は分解されないという芯のような部分や、消化酵素のはたらきに抵抗して分解されないレジスタントスターチの存在するこ

とがあります。これは食物繊維のグループに入れられます。食物繊維のように、消化吸収されなくても有用な食物成分があります。また反対に、腸内を通過するだけなのに有害な成分もあります。

いろいろな面から食物を理解した上で、毎日の食卓に食品の品目を数多く揃えることが健康を維持するための秘訣といえます。

GI:（グリセミック インデックス、グリセミック指数、血糖上昇指数）：澱粉(でんぷん)などの炭水化物（糖質）を食べますと、血糖値が上昇を始め、30分～60分ほどでピークに達してその後下降します。

いろいろな食事をした場合の食後2時間までのカーブを描きますと、食品の種類によって血糖値がゆっくり上昇する場合や急速に上昇する場合など、異なったカーブになります。各種の食品について、食後2時間までのカーブの下の面積を求めますと、食後2時間以内の血糖値の集積値になります。基準食の集積値を100として検査食の値を百分率（パーセント、%）で表現したものをGIといいます。

いろいろな食品についてのグリセミック インデックス（GI）を求める方法としては、被験者6～10名についての平均値が用いられます。最初はグルコースが基準食として用いられましたが、現在、欧米では白色パン、日本では白米飯が用いられます。

糖質の量が同じでも、糖質の種類、食品の種類、食品の加工・調理の方法、献立内容によって異なったGIを示すため、きめの細かい取扱いが必要です。

身体が消費するエネルギー

　水は身体(からだ)の中の60％以上を占めていますが、水を除いたその他の成分では、歯や骨格を除くと有機物が大部分です。有機物を燃やすと二酸化炭素と水とに分解してしまいます。灰分が少し残る場合もありますが。

　私達が食物を食べるのも体内に栄養素を摂り入れるためです。三大栄養素は有機化合物ですから、身体の中に吸収されたこれらの栄養素は、燃焼されて最後には二酸化炭素と水にまで分解されてしまいます。この分解の途中で、エネルギーを生じますが、生物体内では「熱のエネルギー」ではなくて「化学エネルギー」になっています。私達はこの「化学エネルギー」をいろいろな活動に利用しているのです。

　私達はじっとしていても、体温を保ち、心臓を動かして血液を循環し続け、呼吸したりして、絶えずエネルギーを消費しています。これらの働きがスムーズに行われているのは、細胞の中で代謝活動が活発に行われているためですが、その間、化学エネルギーが消費されております。

　安静にしているときに私達の体内で消費されるエネルギー量を基礎代謝量といいます。日本人の成人の基礎代謝量は一日に1,200$kcal$ほどです。身体を動かすときには、基礎代謝量に加えて

3 月

活動量に応じたエネルギー量を補う必要があります。

　私達は毎日消費するエネルギーを食物から供給しています。もし、消費するエネルギー以上に食物を食べていますと、余ったエネルギーは皮下脂肪の形で蓄えられるようになります。その結果が「肥満」です。

　健康な生活をするためには、消費エネルギー（体内で消費されるエネルギー）と摂取エネルギー（食物からのエネルギー）とが釣り合っていることが大切です。エネルギーのバランスがとれていると、肥満にならないし、逆に痩せることもないわけです。

CoQ（補酵素Q）：ミトコンドリアの呼吸酵素系を構成する一成分です。ミトコンドリアは細胞内のオルガネラ（細胞内顆粒、細胞内小器官）の一種で、ここに呼吸酵素系、TCA回路（p.54、p.87）、脂肪酸のβ-酸化系（p.126）などが集中しています。栄養素が分解されて二酸化炭素と水になるとき、栄養素のもつエネルギーは電子の流れとして呼吸酵素系の上を移動します。そのために、呼吸酵素系は電子伝達系ともいわれます。電子が呼吸酵素系を移動する途上で、電子の持つエネルギーはATPに変換されます。この機構で、栄養素のエネルギーは先ずATPに変換され、次の段階でATPは運動のエネルギーに利用されたり、熱に変換されたり、脂肪（層）として蓄えられます。

蛸のつぶやき

　蛸の頭には大きな目と口がついているので、頭の位置はすぐわかります。足は頭にくっついているので、頭足類と呼ばれています。それでは、胴体はどこにあるのでしょうか？　頭と呼ばれている大きな袋状のものが実は頭ではなくて、胴体なのです。蛸は水中ではとても速く移動しますが、これは胴体の中に吸い込んだ海水をロケットの噴射のように後へ急速に吐き出して、そのときの反動力を利用しているのです。外敵に襲われると、墨を吐いて相手の目を曇らせておいて、その隙にさっと逃げてしまいます。蛸は海中の岩場の穴の中に棲みつく習性があるので、よい岩穴の在処を知っている漁師は確実にいつも蛸を捕らえることができます。岩穴の在処は漁師の親から子へと語り伝えられているといいます。

　蛸壺はこの岩穴の代用なのです。

　日本人はよく蛸を食べますが、欧米では気味わるがられて殆ど食べられていません。日本では水蛸がたくさん獲れますが、真蛸とくらべると、味が水っぽいといいます。これが水蛸と称されている理由です。水蛸は世界中で捕れており、成長するとかなり大きくなって、足までいれると$3m$にもなります。

　ふつう、蛸というと真蛸をさすほどに真蛸は全国で捕れていま

3 月

す。日本で獲れる蛸のうちでは、生産額は最大です。

　3月、飯蛸(いいだこ)は、卵巣が成熟したころが美味しくなる時期です。この頃の蛸を煮ると、胴体に卵が詰まっていて、飯を詰めたかのようにみえるので、「飯＋蛸」の名前がつきました。足をいれても体長が 25 cm くらいの小型の蛸です。

　蛸や「烏賊(いか)」の筋肉にはタウリンという化合物が大量に含まれていて、注目されています。なお、タウリンは哺乳動物では胆汁中に大量に含まれる成分です。

　軟体動物：軟体動物は脊柱がなくて柔らかい体をしています。カルシウムの貝殻をまとった二枚貝や巻貝、烏賊(いか)や蛸(たこ)のような頭足類が属しています。多くのものがヘモシアニンという血液色素を含んでいます。

　ヘモシアニン：脊椎動物では血液とリンパ液がわかれていますが、軟体動物や節足動物では、血液やリンパ液や組織液を兼ねた血(けつ)リンパが流れています。

　ヘモシアニンは銅を含んだ呼吸色素蛋白質(たんぱくしつ)で、軟体動物や甲殻類の血リンパに直接に溶け込んでいて、酸素を結合し運搬しています。

　ヘモシアニンは酸素と結合すると青色（Ⅱ価の銅）になり、酸素が離れると無色（Ⅴ価の銅）になります。ヘモシアニンをもった動物では、銅の総量は全身の 0.2% 前後になります。

「春眠」の季節

「春眠　暁(アカツキ)を覚えず」と詩(うた)われるほどに春は夜の眠りが深くて、明け方になっても気づかないものです。

　最近、拒食症のことが問題になっていますが、食欲が旺盛でよく眠れていれば、むしろ肥満の方が心配になるのかも知れません。いつも同じ程度の運動をしていますと、体内で消費されるエネルギーも一定になります。仕事でもレクリエーションでも体を動かしていれば、それに見合うだけのエネルギーが消費されます。成人の場合には、消費されたエネルギーに見合った分を食べていれば、体重はあまり変わらずに健康に生活することができます。もし、消費されるエネルギー量よりも多く食べていると、除々に肥ってきますし、また、食べる量が多くなくても、運動量が減りますと、やはり肥ってきます。余分のエネルギー、すなわち消費エネルギーよりも多く食べた分は体内の皮下脂肪として貯蔵されます。

　短期間の減食で皮下脂肪層を除こうとしても難しいことですから、気長に食生活をコントロールする必要があるでしょう。欧米で報告されている例ですが、ダイエット志向の若い女性たちの栄養調査をしたところ、主食を減らしているのにエネルギー摂取量はあまり変わらないし、かえってビタミンやミネラルなどの微量栄養素の摂取が非常に減っていたそうです。これは、主食を減ら

してもスナック菓子などの摂食量が増えたためだろうと説明されています。スナック菓子などでは、油で揚げたものやクリームがたっぷり入ったものが多く、これらをご飯やパンと同じ量だけ食べれば、エネルギー摂取量がはるかに多くなってしまうでしょう。

　日本では、これまで食事をするとき、主食と副食に分けて食べてきました。これはとてもよい習慣です。主食はでんぷんが主ですから、炭水化物の摂取が十分になり、その分、脂肪の摂取量が減ります。食事を構成する脂肪エネルギー比率が25％前後という理想的な組成を維持するには、「主食と副食」という献立は大変有効です。もしも、あなたが肥満に悩んでいたり、またはダイエットをして美しいスタイルになりたいと思っておられるのであれば、いわゆる日本型食事の優れた点を再認識して実践して下さい。

やせ薬：中世から産業革命を経て近代へと変革してきたヨーロッパですが、いつの時代でもうら若き女性の「やせ願望」は大変強かったようで、現代生化学ではアンカップラー（脱共役剤）として知られている毒物が、やせ薬として使われていたといいます。

　脂肪酸やアミノ酸が細胞で分解されたときに生じた電子の流れ（p.34）は電子伝達系の上でATP合成機構と連結（共役、カップル）していて、電子のエネルギーがATPの形に変換されます。この共役（カップル）を切断する薬剤がアンカップラーです。

食事と血糖値

　お彼岸を過ぎて４月の声を聞くようになりますと、野山の草や樹木(きぎ)がもえぎ色に芽吹いてまいります。気温が上がって水も温み、土の表面も暖められてきますと、いろいろな生物が動き始めます。

　このような自然界の生態圏がみせる変化は、温度が上がって、生物の体内で代謝系が活発に動き出していることを示しています。桜の花が開き、いろいろな草木が色とりどりに咲きだすのも、草木の細胞内でいろいろな代謝経路が活発になってきた証拠です。

　自然界には、気温の上下に従って生活様式を変えている生物がいる一方で、哺乳(ほにゅう)動物のように体温を常に一定に保っているものもあります。人をはじめ、すべての哺乳動物は、体温を一定に保つことができますから、体内の代謝系を常に同じ状態に保つことができます。

　生物が体温を一定に保ち、代謝系を絶えず働かせておくためには、エネルギー源の補給が絶えず行われねばなりません。人が一日三度の食事をし、日に何回も水を飲むのは代謝系をスムーズに働かせるためです。その証拠に、一日か二日飲むことや食べることをしていないと、お腹に力が入りません。

　食事をすると、食物の成分は腸管内で消化されて吸収されます。

すなわち、食物中の栄養成分は血液中に溶けこみ、血液が体内を循環することによって栄養成分が全身のいろいろな臓器の細胞に運ばれるという仕組みになっています。
　たとえば、ご飯やパンの成分である澱粉(でんぷん)はぶどう糖（グルコース）にまで消化されて吸収されます。食事をした直後には血糖値*が上がりますが、時間が経つにつれて血糖値は下がります。このメカニズムは次のようになっています。
　でんぷんは主として小腸で消化吸収されます。なかでも、十二指腸において盛んに消化吸収されます。十二指腸には消化酵素をたっぷりと含んだ膵液が流れ込み、でんぷんはα - アミラーゼによって消化されます。さらに、小腸吸収細胞にある膜消化酵素によって「グルコース」にまで消化されると同時に吸収されて血液内に入りますので、食事をすると血糖値が上昇するわけです。
　一方、食事をすると、インシュリンというホルモンが膵臓から血液中へ分泌されます。血液中の「グルコース」が細胞表面に達すると、インシュリンの作用によって「グルコース」は細胞内へと輸送され、血糖値は低下します。細胞膜には「グルコース」を通過させる特別の通路が備わっていますが、インシュリンはこの特別の通路に働きかけて「グルコース」を細胞内へ移動させるのです。細胞内に入った「グルコース」は複雑な経路によって代謝され、生命活動のためのエネルギー源となったり、脂肪のような他の成分に変わったりします。

---

* 血液中の「グルコースの濃度」のこと。血液 100 mℓ 中の「グルコースの mg」で表します

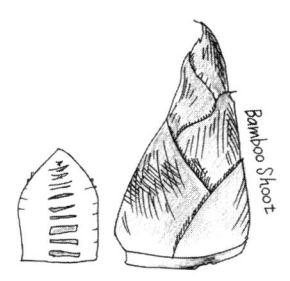

4月

Bamboo Shoot

4月

卯月(うづき)は稲の種子を「まく（撒く）⇒うえる（植える）」月を意味するとも、あるいは文字通り「う（卯)」の花が盛んに咲く月を表すといいます。

英語の April は「after」に因むといいますが、それはローマのカレンダーでは年の初めが3月であり、その後（after）の月を表すからといいます。

春を待つ日々に

　椿の花が咲き始めると、目白の群れが里へ下りてきます。朝日を浴びて目白の羽並がきれいに緑色に輝きだすころには、気温も上がってきて日溜りが暖かくなってきます。

　40年ほど前には子供のおやつはさつまいもが常識でしたし、しばしば薩摩芋と目刺しがお昼ご飯でした。そのふかした薩摩芋の一切れを木の枝に懸けておくといつの間にやら目白が啄んでいたものです。今でも、目白の姿を見かけると、その当時の薩摩芋にまつわるいろいろな情景が思い出されます。大きな川の河原や校庭には薩摩芋が沢山植えてあって食糧不足の補いに使われていました。

　手軽な身近のたんぱく質源は小川の蜆であったり、潮干狩りで取った浅蜊でした。蜆や浅蜊の味噌汁はよく食卓に登場していました。

　食物繊維源としていつも食卓に出てくるのは「菠薐草の御浸し」や「蕪の酢づけ」であり、「沢庵」でした。

　戦後何年かたって、少しづつ食糧不足が改善されてきても、多くの家庭では麦の入ったご飯でした。今の日本では飲食店などから出る残飯だけでも膨大な量になり、かつての食糧不足の悲劇など考えられない雰囲気です。ちなみに、大都市の一つ大阪を取り

4　月

上げてみても、大阪府内全体で一日の残飯量が 3,000 t にもなるといいます。

　21 世紀の中程には人口増加が食糧増産を上回る時が来ることは目に見えています。ところが、現在の日本では巷(ちまた)に飽食の風潮が溢(あふ)れかえり、主食である米の生産増加が悪の根源のようにいわれており、減反政策も強行されています。

　この様な社会の風潮は日本の農業に大きな打撃を与えています。その最大のものは農業の後継者がどんどん減ってしまっており、それも年々深刻になっていることです。十数年後になって最も米を生産したくなった時には、必要な量の稲を国内で育てるすべがすでに無くなってしまっているのではないか、と心配されます。

　20 世紀後半の世界の二大国、米国とソ連（現在のロシア）では軍事生産ばかりが発達して、日常品の生産技術は空洞化してしまっていたといいます。日本農業についても近い将来にその様な深刻な状態が到来しないとも限りません。そんなことにならないよう願うばかりです。

〔1991 記〕

桜花吹雪

　4月には各地で桜が満開になります。3月の下旬になると新聞紙上に桜前線の情報が載るようになり、九州、四国から北陸地方へとソメイヨシノの開花前線が北上しますと、その4日から10日後には満開になります。
　もっとも、沖縄では12月から1月にかけてヒガンザクラが開花しますし、北海道でエゾヤマザクラが開花するのは5月になってからです。
　4月には桜にちなんだ献立が似合います。桜の花から連想されるのは、桜の塩漬け花弁を浮かせた「桜湯」でしょう。また、桜餅のあの特有の香りを思い浮かべる人もいるでしょう。
　桜餅の香りは揮発しやすいクマリンという成分ですが、桜の枝から生葉を取ってきても決してあの芳香はしません。生葉では本来、香気のない別のかたちになっております。桜の葉を乾燥したり、または塩蔵したりする間に分解・変化してクマリンができてくるのです。
　日本料理には、ほのかな香りがうまく生かされております。春の訪れと共に食卓に登場する菜の花や「蕗のとう」の香りに春の訪れを感じ味わうことができます。
　炊きたてのご飯の湯気に、お米のおいしさを感じるのは日本人

4 月

だけなのでしょうか。この湯気のなかに漂(ただよ)う香りはご飯に独特のものです。

　ご飯を保温器の中に入れておくと、この香りは急速に無くなってしまいます。野山へピクニックやハイキングにでかけて、飯盒炊(はんごうすい)さんをしたときの美味しさは格別ですが、その秘密の一端は炊きたてのご飯のうま味とその香りにあるのでしょう。

　食生活は、その国その民族が長年受け継いできた文化であり、地域の風土によくあっています。

　ある国が将来の貿易戦略を見込んで他国の食生活を変化させたという話が噂されておりますが、この様な仕打ちは食文化に対する冒涜(ぼうとく)だといっても過言ではありません。

　いま、わが国の伝統食が見直されていますが、この根底には日本人が先祖代々発展させてきた日本食の優れた点を認識して子供たちや孫たちに伝え残そうという願いが込められています。

　現在、日本人の平均寿命も健康寿命（元気に生活できる寿命）も世界一になっております。しかし、この長寿を支えてきた日本の食生活は、今や大きく変わろうとしています。その変化をより良い方向に軌道修正させる力は市民一人ひとりの意志にかかっております。食生活こそ健康の源です。

桜の花の印象

　日本の4月は、桜の花吹雪で彩られています。桜の花には毎年繰り返される4月の入学のころの情景がだぶっています。桜は短い期間に開花するもので、花びらは一斉に風に舞い華やかさをかもし出します。

　桜吹雪の中を列車に乗って東海道線を上って行った青春の日々の思い出の一齣に、駿河湾の海岸に拡げられた桜色の絨毯が浮かんでまいります。

　この桜色の絨毯は駿河湾の深海から採られた「桜海老」の天日干しの風景だったのです。駿河湾は日本海溝の深海につながった湾なので沿岸近くでも大変深くて、深海魚がよく水揚げされます。桜海老は車海老に近い仲間で、相模湾の海面下150 m から300 m の深海に棲んでいます。生きているときは桜色をした4〜5 cm 位の透明な海老で、体の表面が点状に発光するといいます。闇夜には70 m 近くまで浮き上がってきますからそこを網ですくい採ります。

　夏に産卵を終えて一年で一生を終えるという桜海老には桜吹雪が似合います。駿河湾や相模湾に棲んでいますが、特に富士川の沖合いに集中しているそうです。その華やかな色彩が料理の素材として利用されていますが、桜海老の製品には食紅で染色さ

れて色彩を強調したものもあります。

　さて、桜海老(さくらえび)のように小さい海老は殻(から)ごと食べますが、殻のキチン質は動物性の食物繊維として知られています。キチンは蟹(かに)や海老の甲羅(こうら)の成分で高分子の糖質です。キチンは小さな単位の糖（単糖といいます）が無数に結合して高分子になったものですが、その結合の仕方が特殊なので人間の消化酵素では分解できません。

　食物繊維は栄養素ではないのですが、健康な食生活をするには欠かせません。食物繊維の仲間には、いろいろな種類の成分があり、体内ではそれぞれに異なった働きをしています。(p.76〜78)

　食物繊維の効能は、便の量を増やす、便通をよくする、腸内細菌叢を改善する、栄養素の吸収をゆっくりとする、血液コレステロールのレベルを下げるなどが知られています。

　4月は花見酒に酔いしれる機会も多いことでしょう。お酒のつまみにはチーズや鯣(するめ)などたんぱく質食品が多いのですが、食物繊維もしっかりとって上手に酔いましょう。

灌仏会の甘露

　桜がほころびはじめるころ、春一番が吹き荒れて、その後に暖かい空気団が上空を覆います。いろいろな花も次々と咲き出します。4月の花の香りの中に佇むと甘茶の甘酸っぱい香りを想い出します。甘茶を柄杓で汲んではお釈迦様の頭の上からかけていた幼いころの華やいだ雰囲気が目に浮かびます。そのような幼いころの一刻の思い出に平和の尊さが重なります。

　昔、お釈迦様はインドのルンビニ園で誕生したのですが、このとき喜んだ八大竜王が甘露の雨を産湯に降らせたという伝説があります。4月の誕生日にお釈迦様の像に甘茶をかけるのはこのような伝説に由来しています。

　甘茶の甘みの本体はフィロズルチンといわれるものとその仲間で、重量あたりで蔗糖の600倍ほどの甘さがあります。甘茶の葉を夏の間に摘み取って蒸してから絞り、残りの葉を乾かして貯蔵しておきます。これを煎じると黄色の甘い液が得られます。ちょっと青臭いような独特の芳香がありますが、この芳香がお釈迦様の甘露にマッチしているのでしょう。

　糖尿病患者には甘味飲料として甘茶が使われてきましたが、これは甘茶の甘味が糖分以外のものだからです。また、甘茶は、昔から醬油の醸造などにも使われてきました。

4 月

　さて、天然にはいろいろな種類の甘味物質があり、それぞれに利用されております。砂糖が利用される以前には麦芽糖（マルトース）がよく使われてきました。麦芽糖は水飴や飴玉として昔から盛んに利用されていました。砂糖が輸入されるようになってからは、砂糖の爽やかな甘味の方が好まれて大量に使われるようになりましたが、麦芽糖の甘味はキャラメルや甘酒の甘味として今でも賞味されています。

　麦芽糖の利点は、でんぷん由来の甘味成分だという点にあります。砂糖の摂り過ぎが生活習慣病の原因になるのは、含まれる果糖（フルクトース）によるといわれていますが、麦芽糖にはでんぷん同様にぶどう糖（グルコース）だけが含まれています。

　以上の他に植物に含まれる甘味成分には、ステビアがあり、近年、佃煮などに盛んに使われています。抽出して純度を上げるとコストがかかるので、純度の低いままで使われているそうですが、このままの粗製品に残る青臭い香りは佃煮の強い臭いに隠れてしまっているようです。

コレステロール

　宴会などで豪華な食事をする機会が多かった人たちは、血中の中性脂肪やコレステロール値が気になっているかもしれません。
　最近、欧米型の食事が普及してきて、日本人の間で血中コレステロール値の高い人が増えてきました。先年、上海を訪れたときにも、これと同じような話を聞きました。しかも子供にも生活習慣病のような症例が見いだされたりして、とても深刻な事態だと栄養学の関係者が嘆いていました。
　世間一般には、コレステロールが嫌われる風潮が見受けられます。しかしコレステロールは極めて重要な成分で、体内でホルモンをつくるための原料になったり、細胞膜を強くすることに関与したり、とても大切な役割を持っています。そのために、食事からコレステロールの補給がなくても、肝臓でコレステロールを生合成できるという能力が動物には備わっています。
　血液中のコレステロール値は、全身のコレステロール量を反映しています。
　さて、血液中のコレステロールは代謝されていろいろなホルモンに変化します。コレステロール分子は端の方から変化して、女性ホルモンや男性ホルモンに変化します。また、副腎皮質ホルモンもコレステロールから生合成されます。

4 月

　脂肪（油脂）の消化吸収に重要な役割を持っている胆汁酸もコレステロールから生合成されています。

　性ホルモンや胆汁酸は、動物の発育や健康維持にきわめて大切な物質です。これらが生合成されるための原材料として、コレステロールが不可欠です。そのため、動物は自身の体内でコレステロールを生合成し一定のレベルに保つ能力を備えているのです。

　ステロール：脂質にはステロールといわれる一群があり、コレステロール（炭素数 27）などが含まれています。コレステロールは主に動物の組織に見出されるために、動物ステロールともいわれます。同様に、植物ステロールには　スチグマステロール、シトステロール、カンペステロールなどの炭素数 29 個のものがあります。また、茸や酵母菌にはエルゴステロール（炭素数 28）があります。

　ステロールは生物の細胞膜やオルガネラの膜に含まれていて、膜の構造を補強する役割ももっています。細胞の膜構造体には高度不飽和脂肪酸が存在する部分があり、そこには隙間ができますが、この隙間にステロールの形が丁度はまり込むのです。

ぶどう糖の代謝（そのⅠ）

　桜の枝も、花が散り新芽が目に鮮やかです。山の樹木にも一斉に新芽が吹き出してきました。もう季節は時として、夏の気配さえ感じさせます。

　爽やかな外の空気を吸っていますと、食欲も旺盛になり、つい、いろいろなものに手が延びてしまいます。このような経験は誰もがしていることですが、その証拠に、5月の節句や行楽のおともに、甘いものがよく登場いたします。

　食品の中に含まれる甘いものは、大部分が砂糖やぶどう糖です。砂糖には、蔗糖（しょとう）という化合物が主成分として含まれており、これは「ぶどう糖（グルコース）」と「果糖（フルクトース）」が1対1で結合したものです。

　でんぷんや蔗糖を食べると、消化液によって分解されてぶどう糖や果糖という単糖になって吸収されます。血液に溶けて運ばれたぶどう糖は、体内の個々の細胞に取り込まれます。細胞内でぶどう糖は燐酸（りんさん）を2個結合したのち、二分割されてさらに代謝段階を何段か経るとホスホエノールピルビン酸、ピルビン酸を経て乳酸に変化します。この様にして分解されていく過程を解糖系といいます。果糖やその他の糖も燐酸化されて解糖の経路に入ります。

　解糖の経路は11種の酵素によって進行していますが、ここで働く酵素や反応はすべての生物においてほとんど同じものです。

4 月

　生物が進化してくる途上では最初、環境大気中に酸素がなかったのですが、そのころに生物が獲得した解糖の経路が無酸素下で作用するという機能に反映されています。解糖の過程は生物にとって最も基本的な根源的なものだといえます。

　解糖の経路ではぶどう糖は完全には分解されませんから、エネルギーを得るという点では効率はよくありません。しかし、この経路は無酸素の条件で働くので、象のような大動物や鰐のように長い間水中に潜っている動物に見られるように、全身に酸素が十分に回り難い場合には好都合な経路です。

　短距離競走の選手にみられることですが、酸素の補給が追いつかずに酸素不足の状態になっても、エネルギーが補給できるという、重要な役割が解糖の経路にはあります。激しく筋肉を使った後では筋肉中に乳酸が溜まっています。これは、酸素の補給が不十分な状態でエネルギーが供給されるように、「解糖系」が機能した結果です。この時、筋肉の細胞中には、ピルビン酸からさらに反応が進んで乳酸ができているのです。また、身体の運動を止めた直後しばらくの間はげしく息をして酸素補給をしますが、身体内の酸素負債を返すためです。

　筋肉の細胞に溜まった乳酸は酸化されてピルビン酸に戻ってから、さらに代謝されて行きます。酸素が存在する状態では、ピルビン酸はTCA回路＊を経由してさらに分解されて二酸化炭素（CO_2）と水（H_2O）にまで分解され、エネルギーが十分に引きだされます。

　＊TCA回路：トリカルボン酸回路のこと。酢酸基を二酸化炭素（CO_2）と水（H_2O）にまで分解する回路。

ぶどう糖の代謝（そのⅡ）

　野山へ出かけて身体を動かす時も、書斎に引き篭もって考え事をする時にも、会社でビジネス活動をする時にも、エネルギーを消費しています。そのエネルギー源は血中から供給されるぶどう糖（グルコース）です。

　それぞれの細胞に達したぶどう糖（グルコース）は、嫌気的な条件で働く解糖系と好気的条件で働くペントース燐酸回路の2種類の経路で分解されます。解糖系が進行する時には酸素を消費しませんが、その代わりに酸化型補酵素NADが使われます。

　赤血球ではもっぱら解糖系が作動していて、生存に必要なATPは解糖系でまかなわれています。

　なお、癌細胞は特殊で、酸素存在下でも解糖系が進行します。癌細胞の解糖系は酸素が関与する部分の制御系が異常になっているからです。

　脳が活動するためのエネルギー補給は血液からのぶどう糖供給に頼っています。エネルギー源になるものが入って来なければ、細胞はエネルギーを利用することができません。当然のことながら午前中からしっかり頭を働かせるためには、朝ご飯を食べてエネルギー源のぶどう糖を確実に補給することが大切になります。

　「解糖系」では、1個（1分子）のぶどう糖から2個（2分子）

のATP*と2個(2分子)の還元型補酵素(NADH+H⁺)**が生成します。

　酸素の供給が十分にありますと、もう一つの経路が作動します。この経路ではいろいろな糖が作られ、核酸の合成に必要なリボースも供給されます。これは「ペントース燐酸回路」と呼ばれます。この経路の前半部ではぶどう糖の酸化につれて、還元型補酵素(NADPH+H⁺)***が生成しますが、ここで生成する補酵素の還元型は細胞内のいろいろな合成経路に必須なタイプです。ちなみに、「ペントース燐酸回路」は乳を盛んに合成する乳腺や脂肪酸合成の盛んな脂肪細胞内や肝臓などで活発に作動しています。

---

　　* ATP(アデノシン-3-燐酸)はADP(アデノシン-2-燐酸)に変換する時にエネルギーが大きく減少します。このエネルギー減少分は、他の反応と連結して利用されます。したがって、ATPはエネルギーの貯蔵型ともいえます。
　 ** NAD(ニコチンアミド アデニン ジヌクレオチド)はビタミンB群のニコチン酸を含みます。
　*** NADP(ニコチンアミド アデニン ジヌクレオチド 燐酸)はNADに燐酸がさらに1個結合したものです。

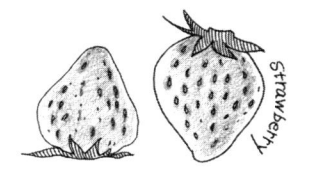

5月

strawberry

5月

「さなえ（早苗）」月から「さつき（**皐月**）」になったといわれます。現代でも、稲の苗を植える月は普通栽培では旧暦5月、新暦の6月です。

英語のMayは豊穣の女神の名に因んでおり、much(豊富)とも関連があります。

酸素が増大して海洋生物が地上に現れた

　5月の声を聞くと急に爽やかな風を肌に感じるようになります。風に乗って菖蒲(しょうぶ)のさわやかな香気が漂(ただよ)ってまいります。太陽の下で思いっきり手足を伸ばしても日焼けの心配もない過ごしよい季節です。

　地球が創生したころは地上にはほとんど酸素が無くて二酸化炭素（炭酸ガス）が充満していました。原始大洋の中で生まれた生命も酸素がほとんど無い環境に息づいていたのです。原始的な生命体は徐々に進化して藍藻(らん)と呼ばれる微生物になりました。藍(らん)藻は光を利用して二酸化炭素を材料に有機物を合成できるまでになっていました。このとき、二酸化炭素は水の水素によって還元されるのですが、余った水の酸素が大気中に放出され続けました。酸素は増えてやがて大気の20％にもなります。

　酸素は反応しやすい元素なので、地球上ではいろいろな元素と結合しています。現在の地上の酸素が20％で納まっているのはいろいろな元素と結合して、平衡になった結果を表しています。酸素は生物体の細胞のいろいろな成分を酸化したり過酸化物にしてしまいます。これは酸素の悪い面ですが、一方で好気的生物は酸素が無くては生きてゆけません。空気中の酸素を摂り入れて呼吸に利用しているためです。

5　月

　細胞は、自身が活動するためのエネルギーを得るために、絶えず栄養成分を酸化しています。この反応過程が呼吸といわれるもので、反応が進むにつれて生じたエネルギーは次々にATPという化合物に変換されます。反応の過程で生じた水素は最終的に酸素と結合して水に戻ります。

　藍藻(らん)によって酸素ガスが地上に出現する以前には、地球上には太陽からの紫外線が大量に降り注いでいました。

　地上に達する紫外線が非常に強くて、生物は水中にしか棲めなかったようです。いわば強力な殺菌灯の下に曝(さら)されているようなものですから、地上に姿を現すと直ちに紫外線障害を受けてしまいました。

　当時、地球上に酸素が無かったころにはオゾン層はありませんでした。酸素ガスが徐々に地上に増え始めるに従って大気圏の上層にはオゾンができ始めました。オゾンの層が大気圏の上の方にできてまいりますと、紫外線はオゾン層に捕まえられて地上に達することができません。オゾン層が増えるに従って地上に到達していた紫外線の量がだんだんと減ってまいりました。

　水中に潜っていて、紫外線による障害を避けていた生物たちが徐々に地上へ出てまいりました。現在、地球の大気圏の外側にはオゾンの層が満遍(まんべん)なく広がっていて、ほとんどの紫外線がカットされています。しかし、近年冷媒として冷蔵庫やクーラーに使われてきたフレオンガスが無闇(むやみ)に空中に放出された影響で、地球の大気圏の外側にあったオゾン層に穴があいてしまい、紫外線が地上に達するようになりました。この結果、皮膚癌の発生が増加しはじめているということです。現在、地上に降り注ぐ光の中にみられる紫外線はそれほど大量ではありません。それでも、私達が

夏のきつい陽射しの下で歩き回ると皮膚を傷めたりします。フレオンガスと皮膚癌の関連などにみられるように、思わぬところでお互いの現象が影響しあっていろいろなことが起こってくるのが現代社会の特性なのです。

　さて、余りに身辺にありふれたものは日常の意識にさえ上らないものです。生物の生存にとって最も大切な空気（酸素）もその一つでしょう。

　私達は鼻をつまむと息苦しくて、1分も我慢することさえできず大変な苦しみを味わいます。この苦しさは酸素の供給が絶たれて体内のすべての細胞が酸素を求めてうめいている苦しみです。地上のほとんどの生物は酸素を必要としています。このような生物を好気的生物といいます。一方、微生物の中には、酸素が無くても平気なものや、酸素を必要としていないものがあります。このような生物を嫌気的生物といいます。私達の腸に共生している腸内細菌も嫌気的生物です。

　酸素の供給が止まると、呼吸の反応過程が止まるために、エネルギーの変換が止まります。酸素の供給がしばらくでも止ると窒息という現象が起こってくるのです。地球の大気中に棲んでいる動物にとって酸素は意識されないほどにありふれておりますが、瞬時も止めることのできない必須の元素です。これが好気的生物の特性であり宿命です。

5 月

温暖化の防止策：今や「地球の温暖化」は、話題にならない日が無いほどに日常の生活に影を落としています。気温が年々上昇を続けて深刻な環境変化が目に見えるようになって来たからです。温暖化防止策として（特に政治の世界では）、「二酸化炭素の放出を削減する」ことがもっぱら取り上げられています。しかし、「二酸化炭素の削減」は「熱源にかぶせた毛布を薄くする」という効果なので、温暖化防止の方策には同時に熱源自体を小さくする努力が必要です。熱源について、すなわち、「現在地球に降り注ぐ太陽光（太陽熱）エネルギー」プラス「地熱」だけを「現時点で利用する」という方向に転換しなければならないのです。この観点からは化石燃料や核燃料のように太陽光以外のエネルギー源を新たに地球上につけ加えて利用することは防止策にとって「マイナス要因」であり、太陽光発電・風力・波力・水力発電・太陽熱温水器などの現在降り注ぐ太陽光エネルギー（だけ）を利用することは「プラス要因」です。温暖化防止のためには、「大気中二酸化炭素濃度の削減」とともに上記「マイナス要因」をどれだけ除けるかが鍵になります。それも早い時期に。

筍(たけのこ)

　八百屋さんの店先に春の息ぶきが感じられるようになりますと、竹林にも新しい芽吹きがみられます。筍の成長は大変速くて一晩で1メートルも伸びます。こんなに伸張の速い作物を眺めておりますと、筍(たけのこ)料理が新学期の季節にふさわしいものだと、感じられてなりません。昔から親たちがわが子の成長を願うときに、竹のようにまっすぐに伸びてほしいと表現してまいりましたが、このことには竹の速い成長のイメージも重なっていたのでしょう。まだ小さい「たけのこ」には青い香りがします。この香りは季節の新鮮さを食卓に運んでまいります。堀りあげたばかりの筍の持っている甘ずっぱいような独特な香りは緑の鮮やかな竹の葉を思い起こさせます。筍(たけのこ)ご飯に「ぬた」や「わかめ」を取り合わせれば季節の新鮮さがそのまま食卓に実現いたします。
　筍(たけのこ)には「食物繊維」が多く含まれていますから、献立の上でも食物繊維供給源として適しております。食物繊維の摂取は健康な食生活を営むためにとても重要です。食物繊維を十分に摂ることによって便秘の予防ができますが、このほかに肥満や大腸癌の予防効果もあります。食物繊維は食品に含まれる合成色素や生体外異物(生体内には本来存在しないもので、生物体内に吸収されると害を及ぼすようなもの)の吸収を抑える作用もあって、近

5 月

年特に注目されております。筍(たけのこ)は和食だけではなく、中華料理にもひんぱんに使われております。どの料理にも、筍は他の素材とよく合うように工夫されております。永い歴史のなかの知恵なのでしょう。

　筍(たけのこ)ご飯を味わっているとき、野山の色彩を心に描き、自然の香りを感じとり、故郷の雰囲気に浸っているのは一抹の感傷なのでしょうか。あるいは、日本人の心に先祖代々伝えられている潜在的な意識の一端なのでしょうか。

　何はともあれ、学年の始めにあたり、若人達がすくすくと伸びることを望んでやみません。竹が天空を目指して一心に伸びているように。

青葉アルコール：枝豆には独特の香りがあります。青臭いとでも表現したい香りです。この香りの正体は何でしょうか。

　分析された成分の一つは、青葉アルコールです。このような香り成分は、揮発しやすいので、ガスクロマトグラフィー（p.72）という方法で容易に分析できます。

　青葉アルコールは炭素6個が直線状に結合して、端に水酸基が1個結合したものです。真ん中に不飽和結合（二重結合）が1カ所ありますから、二重結合を挟んで形が対称的な2種類のアルコールとして存在します。これらをごく薄めると、それぞれに青葉の香りや草の香りがいたします。これらは、疲れたときの癒しの香りとしても知られています。

江 南 旅 情

　中国大陸を西方から東へと流れくだる滔々(とうとう)たる大河、揚子江は中国では長江(ちょうこう)と呼ばれています。

　茶色の水をいっぱいにたたえて底知れぬ深みを隠した水の流れには、いろいろな魚が棲んでおります。上海は長江の河口にできた街ですから、上海や上海近くではいろいろな魚が食卓に出てまいります。

　レストランの献立には小さなむき海老(えび)がよく使われています。長さ2～3 cm の小海老です。日本で海老というと海産の海老が多いのですが、上海では淡水産の海老もかなり食べられているようです。

　揚子江近郊のレストランでは生の小海老が皿に盛られて出されましたが、聞いてみるとこれは淡水産の海老だとのことでした。日本の沼海老(ぬまえび)のような様子をしておりました。

　上海の郊外から長江の上流域にかけて養魚池がたくさんみられますが、魚を飼っていたり海老を飼っているようです。一見して泥水ですから、そんな水を思い浮かべると、さきほどのレストランでの生の海老に箸をつけることが躊躇(ちゅうちょ)されてしまいます。

　日本には約300種の海老が棲んでいますが淡水産は20種程にすぎず、残りの280種くらいが海水産なのです。

5 月

　海老類はどれも比較的硬い殻に包まれていて、動物のような骨がありません。これらは甲殻類(こうかくるい)といわれていますが、海老類は長い尾が特徴なので、甲殻類の中の長尾類と称されています。尾には七段の節があり最後の段は扇子のように先が広がった尻尾になっています。

　海老類は、ほかの甲殻類と同様に、生まれるときは卵です。卵から孵化(ふか)するとナウプリウスという形のものになります。ナウプリウスは海老の形とは全く違っていて、そのあと変態の過程で、何度か形を変えてやっと成体（親）の形にたどりつきます。

　甲殻類の成体は、外側が硬くなっているので、体が大きくなるときに殻がつかえてしまいます。そこで、成長するにつれて小さくなった殻を脱ぎ捨てているのです。

　海老の殻はキチン質からできていますが、それが食物繊維の作用を持つとして関心がもたれています。さらに医療の面では、キチン質は人工皮膚の材料として注目されている成分です。

　註：江南(こうなん)は中国の揚子江（長江）の南方の地域をさします。ここには山紫水明の風景が広がっております。

粽の風味

　季節の移り変わりが鮮やかな日本では、野山の自然が年中目を楽しませてくれます。山の辺の小道を歩いていると、自然の小さな風物も季節とともに確実に移り変わっていることがうかがわれます。欅は小さい新芽をもえぎ色にもえ上がらせていますし、柳は黄色い若葉を風になびかせております。樫の木は遠くから眺めると花と間違うほどに鮮やかな葉色の新芽をみせつけています。公孫樹（銀杏）の大樹も若葉を茂らせて初夏の序曲を奏でます。

　5月という季節には野山の道や溝に、芽を出した菖蒲が勢いよく茂りだしており、切り取った株元からは強い香気が立ち上ってまいります。風呂のお湯にあふれる爽やかな菖蒲の香りは初夏を連想させます。柏の枝にはみずみずしいきれいな葉が伸び出しています。笹の新しい芽もすくすくと伸びて鮮やかな葉を展開しています。

　若葉で包んだお餅には新鮮な香りがつけ加わって、食欲をそそります。作りたての柏餅や粽を食べると、体の芯から元気がわいてまいります。

　5月の端午の節句には柏餅や粽を食べて邪気を追い払うとされてきましたが、古来季節の巡るごとに人々が感じていた気持ちを、

5 月

現代に生きる私たちも柏餅を食べるたびに感じることができそうです。

中国の点心(てんしん)というお茶請けにも粽があります。餅米を主材にして、中に椎茸や豆などが入れられて味付けされています。お赤飯を五目飯様に濃く味付けをして笹の葉で包み込んだという風味になっています。

粽にみられるように笹の葉でご飯を包むのは、笹の葉の防腐作用を利用して保存食にするためだったのです。また、ご飯がみえないようにきっちりと巻いて蒸してあるため、外界からの微生物の進入が少なくて、この面からもかなり防腐・保存の効果が得られています。伝統的な食事の様式に中には、よくみると理にかなった技法をうかがうことができます。

5月は、子供達が粽を食べながら、背丈をくらべてみたり、家の外へ出て公園や野原や山道を駆けめぐる季節です。また、すべての生物が、木々も人の子供も背丈をすくすくと伸ばしていく季節です。私もこのような巡り来る自然の息ぶきを胸一杯に吸い込む喜びを満喫するのです。とりわけ5月の節句のころが大好きです。

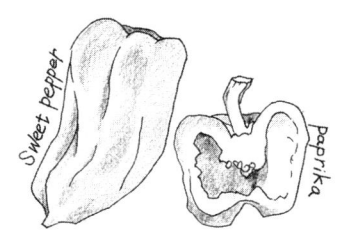

6月

sweet pepper　paprika

6月

「水が涸れ尽きる」月という意味で**水無月**(みなづき)といわれたと説明されていますが、「カミナリツキ」(雷鳴月)を略したものともいわれています。現実の気候からはどちらの説もうなずけます。

英語の June はローマ神話のジュノ(ジュピター(Jupitor)の姉妹・妻)の月を意味しています。

たんぱく質の必要性

　いつの間にやら、梅雨(つゆ)空の季節になりました。ほんの1カ月ほど前、関西地方で爽やかな5月の風を満喫していたころ、沖縄では「もう梅雨入りした」というニュースを聞いていたのですが。

　梅雨のじめじめした雰囲気で食欲も滞(とどこお)りがちですが、食事の栄養バランスだけは崩さないようにしたいものです。

　たんぱく質を含む食物は毎日食べる必要があります。身体の中の全ての細胞はたんぱく質をもっとも重要な成分としているからです。

　たんぱく質には各種のアミノ酸が含まれていますが、なかでも必須アミノ酸が大切なのです。身体の中のたんぱく質は合成される片端から壊れていますが、全体の量は一定です。このことを、代謝回転といいますが、身体の中の全部のたんぱく質が絶えず代謝回転して入れ替っています。

　身体の諸器官が順調に働くためには、構成しているたんぱく質が正常な状態に保たれていることが必要です。部分的に壊れたところを修復するために、休みなく合成と分解を繰(く)り返しているのです。

　そのためには、素材となるアミノ酸を滞りなく供給しなければなりません。20余種のアミノ酸のうちで、体内で十分にまかな

えないものが8種あり、必須アミノ酸といいます。他種のアミノ酸は、体内で合成できるのですが、必須アミノ酸は自分の体内で十分に合成できないので、食物として供給しなければならないのです。これらの必須アミノ酸は食品の種類によって含まれる割合が違っております。

それでは、私達の身体が要求する必須アミノ酸の量と比率に応じられる食品はあるのでしょうか。身近の食品のなかでは、ミルクや卵は、かなり理想的なアミノ酸組成のたんぱく質です。食品中のたんぱく質を評価する方法として、栄養価が使われますが、ミルクや卵の栄養価はかなり高い値を示します。

ガスクロマトグラフィー：いろいろに混合した気体試料を分離するために、分離剤をチューブに詰めて入口から気体試料を注入し、これを窒素ガスなどで流し出します。チューブの出口に試料成分を検出できるセンサーをつけておきますと、気体試料が流れでてくるようすがわかります。分離剤が液体で気体試料がほどほどに溶け込めるような場合には、注入されたいろいろな気体試料が少しずつずれて流れ出るようにできます。上の装置は特に気液クロマトグラフィー（ガス相を液相の上で分けるという意味）といいますが、通称「ガスクロマトグラフィー」といって多く使われています。この液相は極薄い層として耐熱性微粒子の表面にまぶされたもので、この微粒子がきっちりと極細のチューブに詰められています。

おふくろの味

　みなさんは、「おふくろの味」ということばを聞いて、どのような献立を思い浮かべるのでしょうか？　もちろん、カレーライスやビフテキではありますまい。

　「おふくろの味」に代表されるものは、じゃがいもと牛蒡の煮物であるとか、里芋とわかめと揚げの入った煮付けであったり、ひじきとこんにゃくの入った煮物だったりします。おからには葱や人参、揚げを入れたり、これに小魚が加わったりします。湯豆腐には葱の刻みや鰹節の削ったものが添えられることが多く、さらに薬味におろし生姜がついていて食欲をそそります。

　おでんにも、じゃがいも、がんもどき、こんにゃく、ちくわ、卵、などなど実に多彩な材料が煮込まれております。野菜炒めや、いろいろな材料を使ったてんぷらにも、多種類の食品が使われます。釜飯を思い浮かべてみても、その具の多種類なことには目を見張るものがあります。

　焼き魚に大根おろしが添えられ刺身のつまに海藻や千切り大根が使われているのも、食生活の知恵です。煮魚にもちょっとした工夫がみられることも多いでしょう。漬け物の小さな一皿や野菜のおひたしが食卓に出されていることも嬉しいことです。

　先祖代々伝えられてきたこれらの知恵には「おふくろの味」の

6　月

真骨頂が感じ取られます。
　旅行から帰ってわが家の食卓に向かった時、湯気のたっている汁物と使い慣れた茶碗のご飯やお皿に盛り付けられた「おふくろの味」にありついて、本当にゆったりとした気分になったことを思い出す人も多いことでしょう。
　「おふくろの味」に「お母さんありがとう」と素直に言える人は素敵です。食生活の上から幸福の星をつかめる人です。いわゆる「おふくろの味」は非常にバランスの良い副食です。そこには、私達の身体に必要な全ての栄養素が過不足なく含まれているからです。なかでも便秘の予防に欠かせない食物繊維がたっぷり含まれている点も注目されます。
　家族全員が健康な生活をおくる上で、お母さんの笑顔と「おふくろの味」に勝るものはありません。

ひじきの効用

「おふくろの味」というとひじきの煮付けを思い浮かべる人が多いと思います。ひじきは茶色がかった海藻で、褐藻類といわれております。ひじきは岩の上にしっかりと坐(根ではないのですが根のような形をしている付着器)をはって海水中にゆらいでおります。満潮になって岩場の上に潮が満ちているときは、ヒジキの藻体は海水に没していますが干潮になって潮が引いてゆくと岩場の上に干されるような格好になっています。

収穫後天日干しで乾したものを貯えておき、製品化する前に釜ゆでした後、乾燥したものが、黒色の乾燥ひじきとして販売されています。

ひじきを料理に使うときには水戻しをしてその水を捨ててから、煮炊きに使われます。

ひじきにはいろいろな種類のミネラルがたくさん合まれております。カルシウムも多いので、カルシウム補給源として貴重です。

ひじ自体は産地によって美味しさの度合いが異っているようですが、巧みな味付けと油揚げとか人参や豆などとともにまぜあわせて煮ることによって、いろいろな味や多くの栄養素がつけ加わります。これも、伝統食としてのひじき料理の意義の一つでしょう。

6 月

　ひじきは日本人の伝統食として古来から食べられてまいりました。ひじきなどの海藻は食物繊維の補給源としても見逃せません。

　海藻の食物繊維としてはアルギン酸のような多糖類が知られています。また、アイスクリームの糊料として海藻の多糖類がよく使われております。

　日本人の食生活が洋風に傾いていきますと、食物繊維が不足しがちです。洋食の場合、たんぱく質と脂質は十分に摂れますが、糖質や食物繊維の摂取量が少なくなります。洋食党の人は、毎食を洋風にしないで和食をおりまぜるというように、食生活を変革されるようお奨めします。

　食物繊維：人の消化酵素によって分解されにくい成分ですが、健康維持のために欠かせないものです。難消化性多糖類といわれてきたものが大部分ですが、多糖類以外でも難消化性のものがあり、表1に示すように食物繊維に含ませます。

　多糖類はグルコースのような単糖が多数結合したものを指しますが、結合の様式が2種類あります。α(アルファ)結合という形式のものは、澱粉(でんぷん)やグリコーゲンの場合にみられるものです。このα(アルファ)結合は高等動物の消化酵素で分解されます。一方、β(ベータ)結合でグルコース同士が結合したものに対しては、高等動物の消化酵素には分解する能力がありませんから、難消化性なのです。

表1 食物繊維の種類と性質

水に対する溶性*	食物繊維の種類	多く含まれる食品	特徴	生理的な予防効果
不溶性	セルロース ヘミセルロース ペクチン（水に不溶性の） リグニン キチン	穀類・豆類・野菜・茸類 野菜・果物 豆類・野菜（根菜類） 蟹の甲羅・海老の殻	嵩が高く増量の効果が大	便秘・大腸癌・肥満
水溶性	ペクチン（水に可溶性の） グルコマンナンなど アルギン酸など グアガムなど オリゴ糖など	野菜・果物 こんにゃく芋 昆布・わかめ・ひじき・天草など 豆科植物 グアの種子 オリゴ糖・ポリデキストロースなどの入った飲料	膨潤性・保水性・粘性	高血圧・心臓病・糖尿病・胆石症など

* この性質は曖昧な便宜的なものであり、厳密な定義ではない。

6 月

キチン：海老や蟹の様な甲殻類や昆虫類などの外側の殻を構成する糖質です。菌類などの細胞壁にも含まれています。N-アセチルグルコサミン*という一種の糖類が多数、β結合したもので、水にも他の溶媒にも溶けません。

キトサン：キチンを濃いアルカリ液で処理すると、N-アセチルグルコサミンに結合していた酢酸基が失なわれてキトサンになります。キトサンは水には溶けませんが、薄い酸には溶けるようになります。

*（N-アセチルグルコサミンという糖は、グルコースにアミノ基が結合していて、さらにそのアミノ基の窒素（N）に酢酸基が結合しているものです。）

ペクチン：ペクチンは植物細胞壁の成分で細胞同士を接着しています。果物や野菜に多く、みかんの薄皮や洋梨のとろっとした果肉には豊富に含まれます。ペクチンには水に溶けやすいもの（"水可溶性"）と、水に入れると底へ沈んでしまうもの（"水不溶性"）とがあります。

ペクチンは、ガラクツロン酸という糖が多数結合した鎖で、一部にラムノースという糖も結合しています。ガラクツロン酸の酸基は、食材によっては、50％位までメチルエステル化されています。熱湯を加えると溶けて親水性コロイドとなり、糖と酸を加えるとゲルになるので、この性質が、ジャムの製造に利用されます。

韓 国 料 理

　日本ではかつて、糠漬け(ぬか)がどこの家の台所でも作られておりました。程良い乳酸の酸味だけでも食欲が増したものです。

　「韓国料理」から連想されるものを聞いてみますと、何人かの人が「キムチ」を挙げます。「キムチ」はそれほど頻繁に韓国料理の食卓に登場しています。「キムチ」を鮮やかに彩っている赤色は唐芥子の色です。唐芥子は中米に起源を持っていて、ヨーロッパから東洋へと伝えられたものです。わが国へは16世紀に渡来していますが、同じ頃韓国へも伝えられました。

　唐芥子も、香辛料を求めて世界に船出したコロンブスらのヨーロッパ人によってもたらされたものですが、急速に世界各国へ広がりました。栽培し易いこともあって、今や熱帯地方には欠かせない香辛料になっています。

　メキシコ料理に添えられる真っ赤な唐芥子のドレッシングの辛さは「キムチ」の辛さと同じものですが、「キムチ」には別の味が潜んでいます。

　個人経営の韓国料理店では、その家の主婦が作った「キムチ」が食膳に出されますが、どこの店の「キムチ」もそれぞれに違った趣を持っているといいます。使われる材料の種類と使い方によってでき上がった「キムチ」は千差万別のものに仕上がります。

6 月

　外国から渡来した野菜や作物がそこの風土に適していたために、いつの間にやらその国の伝統食となった例は多数ありますが、「キムチ」の唐芥子もその好例でしょう。

　私は、国際会議に出席するために中近東のイスラエルに滞在したときのことを鮮やかに思い起こします。街の飲食店や風物が日本の風物とくらべてあまりにも異なっていることに驚き、長い間に風土に馴染んできた食習慣にはそれなりの理由があったのだということがひしひしと感じられました。

　かつては各家庭ごとの特有の「おふくろの味」であったものが、いつの間にやら調理加工済みの工場生産品に取って代わられていて、多くの家の夕食が同じ味になって来ているという食風景は現代日本の象徴でしょう。

森のバター、アボカド

　大都市の果物屋さんや百貨店の果物売り場へ行くと、洋梨のような形をしているのに皮の外観が洋梨とは全く違っている果物に出会うことがあります。皮は光っていますがしわしわっとしていて凸凹があり、濃い緑色の皮がところどころ黒く変色して斑点になったり斑になっているものも混じっています。手で触ってみると緑色のものはしっかりした手ごたえがありますが、黒っぽい部分の多いものでは柔らかくて頼りない感じです。

　これは森のバターともいわれているアボカドです。果実を切ると中心に大きな滑らかな種子が入っています。柔らかい果肉には脂肪分が大変多くて口に入れると、とろっとした感じがいたします。欧米の料理ではよく使われていますが、ヨーロッパでも安い果物ではありません。カリフォルニアは産地でもありますからスーパーマーケットには大量に積んであります。その中から皮の黒っぽくなった柔らかいものを選んでいる人をよくみかけます。

　アボカドはいろいろな料理に使われていますが、欧米へ伝来したのは17世紀以降です。しかし樹木が寒さに弱い上に種子の発芽が簡単ではないので普及が他の果物のようには容易でなかったようです。

　原産地は中米のエクアドルやコロンビア辺りですが、アメリカ

のフロリダやカリフォルニアへ19世紀になってから導入されました。しかし本格的に栽培され出したのは20世紀に入ってからです。ロスアンゼルス郊外にはすでに大木になったアボカドの植え込みがありますが、その枝に実った果実を何度も試食したことがあります。当地ではサラダなどにして食べられております。

　アボカドは楠(くすのき)の仲間ですが、楠の葉にみられるような香りはありません。青い果実に青臭い香りが少しする位で、熟したものではほとんど香りがありません。アボカド特有の独特な味わいは慣れないと食べ難いと言う人もいますが、献立次第ということもできそうです。果肉にはたんぱく質も多いので、薄切りの果肉に少し醤油をつけて食べるとお刺身の「とろ」を食べた気分を味わえます。

白 身 の 魚

　鰈(かれい)や鮃(ひらめ)は白身の魚として知られています。白身の魚は油脂分も少なく味も淡白なので、魚肉の味を生かすために薄味に調理されていると大変美味しく召し上がれます。鱈(たら)の身も白身ですし、鱧(はも)も白身です。これら白身の魚のなかで、日本人にもっとも重要視されてきた魚は鯛(たい)でしょう。白身の魚を眺めてみますと、いずれも表皮の色が茶色から赤色までの赤色系統であることがわかります。皮膚の青い魚を青魚(あおざかな)といいますが、白身の魚は赤魚(あかざかな)と呼ばれることがあります。この表皮の色彩は、太陽光がとどきにくいような深いところに棲んでいたり、海底の砂に接近して棲んでいたことを示しています。

　「白身の魚」では、死後硬直が起こったものか、死後硬直が終わって少し筋肉が柔らかくなりかけのものが、美味しいのです。死後硬直は死後数時間から十数時間で起こります。一方、川魚の鯉(こい)や鮒(ふな)は調理する直前まで生きているくらいに新鮮であることが、美味しく食べるコツです。

　魚には、季節の旬によって、かなり「うま味」が違うものがあり、さらに上に書いたように死後硬直の時間が大切です。

　白身の魚は油脂が少ないために、味はあっさりしており、消化もよいので、病人食の献立によく使われます。

6 月

　最近は健康食ブームにのって、油脂を摂らない方がよいと思っている方もいると思います。しかし、油脂には必須脂肪酸が含まれていますから少しは食べるのがよいのです。

　私達の食生活の上で食事が洋風化していきますと、動物性油脂を摂る割合が増えてきます。理想的には動物性油脂と植物性油脂を1：1で摂り、それに魚油を何割か加えるのがよいのです。

沖醤蝦(おきあみ)の生態：海老(えび)に似た形をしていますが、はさみは無く体長も 0.5〜8 cm くらいです。80 数種あり、中でも体長が 3 cm くらいのものが多く、いろいろな海域に棲んでいます。多くのものは、外洋性で昼間は深層に沈んでいて、夜間浮上してきます。南極沖醤蝦(おきあみ)は体長6センチ程になり植物プランクトンなどを補食しています。南極には数億トンにのぼる南極沖醤蝦(み)が生息しており、鬚鯨(ひげくじら)や烏賊(いか)や海鳥の餌になっています。

　海水が汚染されますと、プランクトンを通じて沖醤蝦(おきあみ)が汚染され、これを捕食する小魚が汚染されます。自然界に放出された殺虫剤のDDTやこれの変化したDDEが世界中の海水に混ざり、今や南極海にも出現しています。DDEは沖醤蝦(おきあみ)からも、さらに沖醤蝦(おきあみ)を餌としている片口鰯(かたくちいわし)からも低くない濃度に濃縮されて検出されています。このことは世界中の自然が運命共同体であることを示しています。

高度不飽和脂肪酸から生合成される
ホルモン様物質

　動物が高度不飽和脂肪酸を生合成するとき、出発点の脂肪酸の種類にしたがって2種類の系列をたどります。その1つがアラキドン酸を含むn-6系列であり、他方がエイコサペンタエン酸（EPA）やドコサヘキサエン酸（DPA）を含むn-3系列です。高度不飽和脂肪酸のうちで、アラキドン酸は獣脂に多く、エイコサペンタエン酸は青い魚に多い脂肪酸です。

　陸上の動物にはアラキドン酸という脂肪酸があって、体内へ吸収されますとホルモン様作用物質の一種になります。このものは2系（2群）のプロスタグランジン（PG_2）です。2系プロスタグランジンはさらに変化して、動脈収縮や気管収縮を促したり血液中の血小板の凝集を促す「生理活性物質」になります。狭心症や気管支喘息や血栓症には、これらの生理活性物質が関与しているといわれます。

　一方、エイコサペンタエン酸は吸収されて体内へ入りますと、細胞の中で代謝されて、ある種のホルモン様作用を行う物質になります。これは3系（3群）プロスタグランジン（PG_3）といわれるものですが、更に変化して血液凝固を抑えたり、血管収縮を抑えるような作用を持つた物質になります。

　2系のプロスタグランジン（PG_2）と3系のプロスタグランジ

ン（PG_3）は逆の生理作用をもっています。

　グリーンランドのイヌイット人（エスキモー）は魚を常食としていて、エイコサペンタエン酸を沢山摂っております。そのため、血液がかたまり難く脳血栓症が少ないといわれております。彼等の血液中にはエイコサペンタエン酸が大変多く、アラキドン酸に対する割合もほぼ1対1です。

　なお、デンマークに住んでいるイヌイット人は魚を食べる割合が減っておりますので、血液中のエイコサペンタエン酸の量が少なくなっています。デンマーク人の白人では、エイコサペンタエン酸対アラキドン酸の比がさらに小さくなって0.02対1という低い値です。日本人の場合は0.5対1でしたが、食生活で魚離れが進んできますと、この比はもっと下がってくるでしょう。

ぶどう糖から代謝中間体へ

　梅雨が明けますと、いよいよ本格的な夏がやって参ります。暑くなってきますと、食欲もなくなりますが、食べないでいると益々ばててしまいます。その様な時には、消化の良い食物や、あっさりしたものを食べたくなります。

　でんぷん質の成分は、消化吸収されてぶどう糖の形で各細胞に運ばれ、分解されてピルビン酸になります。ピルビン酸はさらに代謝されて活性型の酢酸に変化します。これをアセチル CoA（アセチル補酵素 A）といいます。

　アセチル補酵素 A は TCA 回路（トリカルボン酸回路、クエン酸回路ともいう）に入りますと、8 段階を経て（すなわち 8 種類の酵素の作用を受けて）二酸化炭素と水に分解され、エネルギーは還元力として水素運搬型の補酵素に移されます。

　還元力を受け取った補酵素は水素を結合しておりますが、水素を受け渡す時に作用する酵素を脱水素酵素といいます。いろいろな種類の脱水素酵素がありますが、各酵素ごとに補酵素の種類が決まっています。水素を受け渡す時の仲立ちになる補酵素は数種類あります。

　一般的に、脱水素酵素は、脱水素される化合物ごとに特定された酵素ですから、脱水素される化合物の種類の数ほどの脱水素酵

素があります。

　さて、TCA回路には4種類の脱水素酵素があって4カ所で脱水素しています。酢酸の炭素が二酸化炭素に変えられるためには、まず脱水素されますが、次いで水が結合されてからさらに脱水素されます。この結果、水素が減って酸素がつけ加わります。

　エネルギーは還元力として取り出されると述べましたが、この時起こっているのは水素原子の移動です。水素原子を受け取った補酵素は還元され、水素原子を失った化合物は酸化されているのです。「酸化」と「還元」という現象でみられる水素原子の移動をさらに詳しく眺めてみますと、実は電子が水素原子の移動によって移動していたのです。酸化とは電子を失うことであり、還元とは電子を受け取ることなのです。生体でみられる呼吸の現象も「酸化と還元」の現象の繰り返しになっています。つまり、呼吸という生理作用の背後には細胞の中で起こっている電子の移動があるのです。電子が細胞内の呼吸鎖（呼吸を担う一連の酵素群）を流れていくうちに電子が持っているエネルギーは有効な利用形態（ATP）に変えられていきます

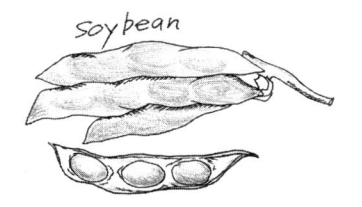

7月

soybean

7月

　旧暦の7月は現在の8月ですから、稲穂がそろそろ膨らみ始める月です。そこで、「ホ<u>フ</u>ク<u>ミ</u>ツ<u>キ</u>（穂含み月）」となり、これを略したものが**文月**（ふみづき）と説明されていますが、一方で七夕には「ふみ（文）」を笹に下げることから文月となったともいいます。英語のJulyはジュリアス・シーザー（Julius Caesar）に因んでいます。

梅雨明けへ

　関西では7月も10日を過ぎますと、雷鳴一閃(らいめいいっせん)して梅雨明けになり、夏へと急転いたします。

　夏の朝、露のおりた葉むらの間に朝顔の花が咲いているのをみると爽やかな気分になります。朝顔の原産地は熱帯アジアですが、日本へは奈良・平安時代に薬用として中国からもたらされました。種子の粉末が下剤として使われたのです。その後、江戸時代の中期を過ぎますと、朝顔が園芸品種として栽培されるようになります。今から150年〜200年前の文化・文政・天保期には朝顔の変わり咲きを栽培する最初のブームが到来しています。次いで嘉永・安政期に流行があり、また明治・大正期にも変わり咲き朝顔の栽培が流行したそうです。

　変わり咲きというのは、花の形が変化したもので、花弁が糸状や短冊状に変化したり蕊(しべ)が延びたりして朝顔とは思えないほどになっております。これらでは、葉の形も変形しているようです。変わり咲き朝顔は栽培しにくいとか種子が採れにくいなどのために、同好会の人たちの間では栽培されていても、一般的にはなかなかお目にかかれません。私たちの日常生活では、普通にロート状の朝顔の花が栽培されており、花の大きさや色が違ったり、葉に斑が入った程度の違いがみられるくらいです。東京の入谷(いりや)では

7 月

毎年7月6～7日に朝顔市が開かれていて、その賑わいがテレビで報じられております。

　朝顔の栽培には、たっぷりとした掛け水が必要です。以前にはお米の研(と)ぎ汁がよく使われました。お米は炊く前に洗いますが、これは精白米に混じった糠(ぬか)を洗い流すためです。糠が混じった水は白く濁ります。米糠にはいろいろな肥料成分が含まれていますから、糠の混じった水を使うことは、花や木への潅水法として理にかなっているといえましょう。

　米糠の成分には、カルシウムやマグネシウムのミネラルや、燐酸などの肥料分がかなり含まれています。糠そのものも有機質肥料として、古来よく使われて来ました。玄米を搗精(とうせい)して精白米にするときに生じた糠は、従来いろいろな用途に使われておりました。

環境の保全を ～初夏の訪れの中で～

　梅雨が明けていよいよ夏の到来です。この間までは梅雨空の下で、雨足の波紋が水面に幾つも重なっていましたのに。

　原始の地球では、降り続く雨の時代が去りますと、地上にも陽光が降り注ぐようになりました。いろいろな生命の前駆体のうちで最も優位にあったものが始原の細胞となり、徐々にいろいろな機能を持つようになりました。

　そのうちに、外部から光のエネルギーを取り入れて自身の活動に利用できる細胞が現れました。らん藻という微生物はそのころ出現したといわれております。藍藻(らん)は太陽の光を吸収して二酸化炭素を固定し、酸素を放出しました。らん藻の中で二酸化炭素は有機物の形に変えられていました。このように、太陽の光からエネルギーを得ているものを植物といいますが、植物を食べる生物も出現してまいります。動物です。動物は生命を維持するためのエネルギーを植物に頼っています。

　現在の地球上には無数の種が生息していますが、ほとんどが動物か植物かのどちらかです。彼らの形や色彩はとても違っているのにそこにみられる生命維持の方法はお互いに驚くほど似通っています。このことは、地球上のすべての生物の祖先が共通だったことを物語っています。光のエネルギーを利用できるかできない

かという一点を除いては、動物と植物の間には共通部分が非常に多いのです。

　「環境の時代」といわれている現代は、地球上の環境が大きく変わろうとしている時代です。環境にはいろいろな生物が棲んでいるので、環境が変化すればそこに息づく生物も影響されます。姿・形が違っていても地球上の生物は皆同じ基盤に立っていますから、弱い生物種に出現した変化は強い種の未来を暗示しています。

　地球上の生物は基を辿れば一つのものであったことを考えると、ある生物種が受けた影響は将来ヒトが被る影響を象徴しています。さらに人間の食物も環境の産物なので、環境が変化することによって食料生産にも影響が出てくるでしょう。

　「環境の保全」は、私たちの将来が託されている最も大切な事柄であるといえます。

ビールの季節

　ビールの季節がやってまいりました。こんな風に書くとビール会社の宣伝みたいになってしまいますが、そんな意味ではありません。いっぱいに汗をかいた後には、身体の水分が減っしまっていますから、身体は水分を急いで補給して欲しいと感じております。炭酸水やラムネやビールが好まれる理由もこんなところにあるのでしょう。

　日本では、ビールは従来数社で造られていただけでしたが、十数年ほど前から小さな会社で小規模にビールが造られるようになってきました。地酒にならって地ビールというわけです。

　ビールは麦酒とも書かれるように、ビール麦（二條種の大麦〈おおむぎ〉）のでんぷんが分解され発酵されてアルコールになったものです。

　でんぷんを分解するための酵素を造るために、先ずビール麦に水を加えて発芽させます。麦の種子にはでんぷんが貯蔵されていますから、麦の種子は発芽するときにでんぷんを分解・利用します。

　発芽に伴って種子の中に貯蔵でんぷんを分解するための酵素が生合成されてきます。このとき、たんぱく質を分解する酵素も生成しています。

　発芽した麦を麦芽といいますが、麦芽は乾燥されて、次の段階

に進むために待機します。

　乾燥麦芽にでんぷん等を加え、水を加えて温度を数十度に保ちますと、麦芽中の酵素が作用してたんぱく質を分解してアミノ酸をつくり、同時にでんぷんを分解してぶどう糖にします。これを麦汁といいます。次に、麦汁を濾過してホップを加えて煮沸します。麦芽に由来した酵素は活性が無くなり、豊富なぶどう糖にホップの成分が溶けこんだ液が得られます。

　これに酵母を加えて低温（20℃以下）でアルコール発酵を行わせます。酵母の中の諸酵素の作用によってぶどう糖がアルコールに変身し、同時に発生した二酸化炭素が液に溶けこみます。しばらく熟成させると、ホップの苦みと香りの効いたアルコール性の炭酸飲料が生まれます。ビールの誕生です。

　ビールは、製造するときの温度や加える原料の違いや、酵母の種類や、熟成の違いなどによって、様々な種類になります。日本のビールでは、銘柄が違っても従来あまり大きな相違はみられませんでしたが、地ビール製造が盛んになって、今後この傾向は変わって行くのでしょう。お酒飲みには夏の楽しみが増えたのかもしれません。

　何はともあれ、ビールを飲んで食欲を増進させることができたら、夏ばてに備えることにもなりましょう。そのうえ、人との対話をスムーズにし、和やかな雰囲気で快適に過ごすというおまけ付きなら、申し分ありません。

豚 の 伝 来

　人類に飼われている豚の先祖には、アジア種とヨーロッパ種とがあります 前者はアジアイノシシを先祖としており、後者はヨーロッパイノシシを祖先にしています。ヨーロッパでは新石器時代の数千年前にはすでに豚が家畜化されていました。その後、欧米ではアジア種とヨーロッパ種との交雑を経て種々改良されて今日に至っております。

　古来日本でも豚が飼われていましたが、仏教の伝来と共に、豚肉がだんだんと食べられなくなりました。日本において豚肉が普及しだしたのは300年ほど前からです。現代日本の豚の主流は、白毛のヨークシャー種と黒毛のバークシャー種ですが、9割は白毛のヨークシャー種です。それらは中型種で、大きさも成豚で200 kg から250 kg です。なお、ヨークシャーもバークシャーもイギリスの一地方の名前です。中国大陸には黒い豚が非常に多いのですが、よく眺めてみますとヨークシャー種とはかなり違った顔立ちをしています。一般的に豚は発育も速く、また繁殖力も旺盛だといえますが、養豚の技術もその方向で努力されてきました。餌に関しても、雑穀などいろいろなものが利用できるので、家畜としてもユニークで便利な存在といえます。養豚場へ行ってよく観察するとわかるのですが、豚は排泄物を1カ所にまとめていま

す。この習性は豚が清潔好きな証明でもあります。

　豚肉の栄養価の特徴はビタミン B_1 の含有量が他種の肉とくらべて高いという点ですが、ビタミンA、ビタミン B_2、ビタミンCは少ないのです。しかし、レバー（肝臓）はビタミンAの宝庫です。

　豚肉には比較的油が多いのですが、牛肉とくらべて油の溶ける温度が低いのです。ハムやベーコンなど、豚肉の加工品が冷菜とよく似合うのも口の中の温度でも油が溶けるからです。

　「豚肉の野菜炒め」を食べ、「とんかつ」を食べ、「ハム」や「ベーコン」を食べる度に、私は家畜としての豚のはるかな歴史やその伝来を思い出します。一皿のポークにも長い人間の歴史が刻まれているのだということを思わずにはいられません。そんなわけでお皿に肉の一切れを食べ残してしまうことに躊躇(ちゅうちょ)を感じるのは私だけではありますまい。

肉料理とパイナップル

　肉料理にはパイナップルがよく使われます。肉を煮炊きするときに、パイナップルを刻んで一緒に煮込んだり、オードブルのお皿にパイナップルとともに肉を並べたりといった使い方がされます。

　畑の株の上で十分に熟したパイナップルの果実は独特の芳香を放っております。柔らかに熟した果肉を口にふくむと、僅かに酸味の混じった甘味が口いっぱいに広がります。

　生のパイナップルを「美味しいね」と食べているうちに、いつの間にか舌がざらざらしてきたり手指が荒れて痒くなったりした経験をお持ちの方も多いことでしょう。

　パイナップルの果肉にはブロメラインという強力なたんぱく質分解酵素（プロテアーゼともいいます）が含まれています。生のパイナップルが牛肉を柔らかくしたり手指の皮膚を荒らすのは、たんぱく質分解酵素が作用したからです。イチジクやパパヤ（パパイヤ）の果肉にもこれと同類（全く同じではありませんが）のたんぱく質分解酵素が含まれていますから、イチジクやパパヤをたくさん食べると口の中や手指が荒れるのです。

　パイナップルは南米のブラジル北部や中米の熱帯地方が原産国です。観葉植物のアナナスも同じ仲間ですから、葉の様子もそっ

7 月

くりです。硬い丈夫そうな葉なのに霜に当たるとすぐ枯れてしまいます。

パイナップルは15世紀から16世紀にかけて東洋や欧米に伝えられましたが、熱帯地以外では温室が必要なので、ヨーロッパでは長いあいだ貴族専有の果物でした。現在では缶詰めに加工されていますから世界各地で食べることができます。

生(なま)のパイナップルとは違って、缶詰めのパイナップルには酵素活性がありません。缶詰のものは加熱してあるために酵素たんぱく質が変性してしまっていて酵素作用がなくなっているのです。

パイナップル果実の生産量はハワイがもっとも多く世界全生産量の3割近くを占めています。熱帯地方へ旅行される機会がありましたら、よく熟したパイナップルをぜひ賞味してみてください。

酵素：酵素はたんぱく質からできていて、分子量としては数千のものから数十万くらいのものまでありますが、最も多いのは分子量3万前後のものです。酵素が作用を発揮する部分を活性中心といい、数個の特定のアミノ酸が配置されています。なかには特有の金属元素を配置したものもあります。酵素が活性を現すために補酵素を必要とする場合がありますが、この時補酵素は酵素と一時的に結合しています。

酵素の性質には、一般的なたんぱく質の性質や安定性が反映しています。たんぱく質の性質としては、高熱や極端な酸性やアルカリ性には不安定なことや、たんぱく質分解酵素によって分解されることが挙げられますが、酵素の性質も同様です。

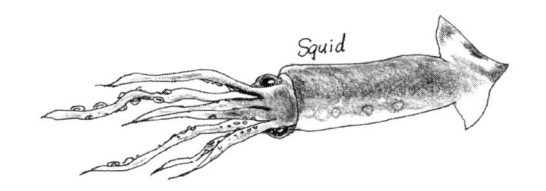

8月

Squid

8月

　旧暦の8月は現代の9月ですから、普通栽培の稲の穂が出る月です。「ほはりつき（穂発月）」から「はづき（**葉月**）」になったとされます。

　英語のAugustは、ローマのアウガスト帝に因んでいますが、augustには尊厳という意味があります。われわれ日本人にとっては、1945年以降、毎年「命の尊厳」を再認識する月でもあります。

猛暑の中の草取り

　山の麓へ行きますと、猛暑の中に蟬時雨(せみしぐれ)が立ちこめております。かつて、町の公園でも村の神社の境内でも沢山のセミの声を聞きましたが、近年木立が少なくなってきて、市街地の夏が静かになっているような気がいたします。

　私たちの身の回りにはいろいろな生物がお互いに影響し合いながら棲んでいます。その種の虫が嫌いだという理由で無差別に殺虫剤を撒けば、ある区域の虫達や生き物は一斉に姿を消してしまいます。強力な除草剤を撒くと、近くにあった草木の綺麗な緑はすべて赤茶けてしまうでしょう。その上、ホルモン作用撹乱物質（いわゆる「環境ホルモン」）が撒かれていてはやりきれません。

　町内会などの雑草抜き行事で、庭や路地の隙間に生えている緑を抜き取る作業を求められることがあります。几帳面な人は丹念に草を引き抜くことでしょう。しかし、大雨や台風の時に備えて、雨水の集まりそうな部分では庭の雑草も根を残してあげると、豪雨で表層の土壌が洗い流されてしまう心配が無くなります。そのためには、草を抜くよりも草を刈る方がよいのです。

　世界を眺めまわしますと、あちらこちらで年毎に森が無くなったり砂漠が広がっています。ヒマラヤの麓でも中国の奥地でも、森の木を切って畠にした場所では、表土が流されてしまって直(じき)に

8 月

作物が育てられなくなってしまう場合があるといいます。

　砂漠地帯を旅していますと、植物が生えている光景に出会って感動します。そこでは、植物が生えていること自体に価値があります。かつて私は研究のために中国の砂漠地帯に足を踏み入れた時、砂丘に根をはって生えている草木の生命力の素晴らしさに感激いたしました。砂漠地帯では、どのような植物でも、生育していること自体が意義深いからです。

　日本では空き地にしておくと直ぐに雑草が生い茂ってきますが、こんなに植物が育ちやすい風土は世界的にも貴重です。日本の風土は地球の生態圏が生き延びるための条件を十二分に充たしているのです。

　現代の私たちは、日本という植物生育に最適な恵まれた環境で生活しているにもかかわらず、その恵まれた環境のありがたさを忘れかけているのではないでしょうか。砂漠地帯で不自由な生活を体験してみて、日本の自然がもつ恵まれた特性がどれ程大切なものであるのかを実感いたしました。

　私たちは日本の瑞々(みずみず)しい風土をもっと尊重しもっと大切にしたいものです。

食欲を増進させるための工夫を

　食欲は健康のシンボルです。健康なときに食欲が旺盛であることは誰もが経験していることです。
　たとえば、いつもと少し違う献立を目の当りにすると食べてみたくなるとか、良い香りの湯気を浴びると思わず唾を飲み込んでしまうことがあるものです。
　人と歓談の場を設けたときに、次から次へとお皿を回したり、新しい献立に手を伸ばしたりして、つい食べ過ぎることがあるのも、食欲の不思議なところです。
　このように、食欲は、その人の健康状態とともに、多分に社会的な環境によって左右されます。人間は進化の過程で社会組織を作る方向に進んできたといいますが、食欲の一部分は人間の社会生活の中に芽生えた特性といってよいでしょう。
　食欲のきっかけは、その人の過去の食生活の中にありますから、幼い頃の食習慣は大変大切です。
　食物を一口食べたときに、食事の温度、色、香り、味、感触、形などが、もっと食べたいという「食欲」増進を促したり、もう結構という拒否の反応をさせたりします。単に「食欲」といっても、いろいろな段階があって、以上のように深い意味合いを持っていることを心にとどめる必要があります。

8 月

　病人や治療中の人に、もっと食べて欲しいと願っても、本人の意志がなければ、食べてもらえません。偏食を直すのが難しいのも、特定の食品に対する食欲が促されないことが原因でしょう。いろいろな食品には、食品そのものの食べごろの温度がありますし、固有の独特な形や色や香りがあるために、食品の調理の仕方によって同じ素材でも大変に食欲をそそる状態が実現するわけです。
　酷暑(こくしょ)の夏を無事に乗り切るためには、食欲を自身の健康のために活用することが必須です。

　空腹感：お腹(なか)がへると、何でもよいから、食べたくなります。この感覚を空腹感といいます。空腹感は食べ物を食べると無くなりますが、このとき、脳の視床下部にある満腹中枢には血液中のぶどう糖の一部が結合していて、「もう十分(じゅうぶん)食べた」という信号を発するからです。
　一方、お腹がいっぱいになっても美味しそうなデザートが眼に入ると「ケーキは別腹」といってぺろりと食べてしまう人がいます。これは食欲によるものです。このことは食欲が、空腹感とは別の感覚であることを示しています。

めんそーれ　沖縄の食事

　沖縄は常夏の島々といわれるように、冬でも気温が4度くらいまでしか下がらないのですが、一方、夏は高温になるとはいうものの30数度です。このことから海洋の影響を大いに受けていることがわかります。

　「めんそーれ」は「沖縄によくいらっしゃいました」という歓迎のことばです。夏の沖縄はさすがに陽射しがきつくて、沖縄の人達は日中に外を出歩いていません。日中に外を出歩いているのは、そのほとんどが観光客のようです。

　地元でみかけるお年寄りで腰の曲がった人をみかけないのは、骨太の人が多いからでしょう。以前、日本全国の都道府県の中でも沖縄には元気な老人が多く、百歳老人も珍しくなかったそうです。その秘密は何なのかと、以前から関心を持っていたのですが、ある年の夏、沖縄県の栄養士会に講演を依頼され、沖縄の人々の食事を実際に見聞する機会に恵まれました。

　沖縄の那覇市にある公設市場（マーケット）を覗いてみて、新鮮な海の幸がどっさり並べてある光景に目を見張りました。沖縄の島嶼（島々）は珊瑚礁に囲まれているので、近海で採れる魚も赤や青や独特の鮮やかな色を誇っており、とても印象的でした。魚のそばに並べられているのは、豚肉ですが、豚の頭の皮や足や

8 月

　内臓などがそのままの形で大変目につきやすいように並べられていました。海産物の中には「もずく」のように大阪では飲み屋でしかお目にかかれないような食品が並んでおり、また沖縄近海では採れない昆布もかなり並べられておりました。

　市場の食品の種類を眺めていますと、沖縄の人たちの食卓が目に浮かんでまいります。日常生活の中で、これらの食材が食卓にしばしば登場していることでしょう。沖縄県民の長寿の秘訣としては、豚肉をよく食べることが挙げられてきました。さらにその他の要因として、いろいろな素材を満遍（まんべん）なく食べていることと、魚や野菜を沢山食べることを特徴として挙げてもいいでしょう。沖縄料理にでてくる豚皮などには厚い皮下脂肪層がついていますが、調理の過程で長時間煮込まれていて油脂分がかなり抜けております。さらに野菜の調理には炒め物が多用されており、植物油が沢山使われています。こうした結果として、動物油と植物油と魚油が適切な割合で食べられていると推測されます。

　夏の野菜では「にが瓜」や「へちま」が沢山使われています。炒（いた）め物や酢の物などにして、「夏ばて予防のため」に好んで食べられています。「にが瓜」にはレモン以上にビタミンCが含まれているので、疲れを癒（いや）すためにはもってこいですし、その上、少し苦味のあることが食欲増進にも好影響を及ぼして、夏ばて防止に一役かっているのでしょう。

　強烈な太陽の下、沖縄の人々の表情は実に明るく、ものごとに対してくよくよしないという風習が強く感じられ、これもまた健康の源であるに違いないと実感しました。

活性型酢酸の生成

 8月には夏の暑さで食欲も減少しがちになったり、冷房と戸外の陽射しの間を行き来するうちに風邪を引いてしまったりします。

 身体が消耗している時には、よく酢の物を食べますが、酢の酸味が食欲をすすめてくれます。さて、食酢の酸味成分は酢酸で、4％ほど含まれています。酢酸は体内では活性型になって代謝経路に入ります。この活性型の酢酸をアセチル補酵素Aといいます。

 油脂には脂肪酸が含まれていますが、これが分解されるとアセチル補酵素Aになります。脂肪酸の一つとしてリノール酸を例にとりましょう。リノール酸が完全に分解されますとリノール酸1個（1分子）から9個（9分子）のアセチル補酵素Aが生じます。脂肪酸はアセチル補酵素Aの補給に適した物質だといえましょう。

 また、アセチル補酵素Aは、体内で脂肪酸の生合成の素材、コレステロールの生合成の素材、テルペン類の生合成の素材、酢酸基の入った化合物の生合成の素材です。これらはどれも生体の重要な成分なので、アセチル補酵素Aは生体にとって不可欠です。

 油脂は水に溶けないので、界面活性剤などのように水と油の両

方に半身づつ溶ける物質があると水中に分散されます。油脂をアルカリで分解しますと、脂肪酸が分離されますがここで出てきた脂肪酸はアルカリと結合して石鹸になっています。この石鹸は化粧石鹸ともいわれるものです。石鹸も界面活性剤の一種です。油で汚れた手を石鹸で洗って、きれいにすることができるのも、石鹸の持つ界面活性作用によります。

てんぷらやクリームのように油脂を沢山含んだ食品を食べた時には、十二指腸に胆汁が盛んに分泌されます。胆汁の界面活性によって油脂は分散され、分解酵素（リパーゼ）の作用を受けやすくなります。

十二指腸に膵臓から分泌される膵液は強いアルカリ性ですから、胃酸の酸性を中和し、さらに腸内容物全体を微アルカリ性にします。一方、分解されて生じた脂肪酸もアルカリによって石鹸になり腸液中に分散されています。

牛乳の色はビタミン B_2

　夏ばての解消には、ビタミンやたんぱく質の補給が大切です。一口にたんぱく質といっても、いろいろな種類のたんぱく質がありますから栄養学的にみてたんぱく質の評価は様々です。食品の種類によって含まれるたんぱく質の種類も異なっているのですが、日常生活の上では、食品の種類ごとにたんぱく質を評価する方が、たんぱく質の種類別に評価するよりもはるかに現実的です。この評価は栄養価として表されています。

　たんぱく質の栄養価はアミノ酸の構成比によって左右されます。たんぱく質のアミノ酸には8種類の必須アミノ酸と十数種類の非必須アミノ酸とがあります。同じ量のたんぱく質をくらべてみて、必須アミノ酸が満遍なく多量に含まれている方が栄養価が高くなります。

　いろいろな食品の中では、卵や乳のたんぱく質の栄養価が高いのです。このことは、どんな生物でも最初は卵や乳だけで一個体分の必要量をまかなっているのだと考えると納得できるでしょう。卵や乳のたんぱく質の栄養価を100として、他種の食品のたんぱく質の栄養価が求められています。

　乳にはたんぱく質の他に、ビタミン類がかなり含まれています。飲み残しの牛乳に乳酸菌が入ったりすると、たんぱく質が凝固し

て沈み、上に黄色の液体が分離してきます。こんな現象を経験された方は多いことでしょう。この黄色の正体は、乳に含まれるビタミン B_2 です。

乳にはビタミン B_2 以外にもいろいろなビタミン類が含まれていますが、他の無色のビタミン類は目にはみえません。乳や乳製品は夏ばての解消にも威力を発揮してくれます。夏の陽射しで渇いた喉を、一杯の牛乳が癒してくれるのも成る程と肯(うなず)けます。

乳のたんぱく質は、ヨーグルトやチーズの場合にみられるように、微生物によって部分的に分解されていると、生(なま)の場合よりも消化吸収されやすくなります。食品に含まれている栄養素は、先ず消化され、続いて吸収されなければ有効に利用されることができないのですから、夏ばて解消のためには、食品の栄養成分が消化吸収され易いことが何よりも大切です。

ビタミンB群と補酵素:ビタミンB群には、ビタミン B_1、ビタミン B_2、ビタミン B_6、ビタミン B_{12}、ニコチン酸(ナイアシン)、ビオチンなどが含まれています。これらは、いずれも酵素作用を補助する因子、補酵素に変身して機能します。

烏賊(いか)釣りの漁火に

　烏賊(いか)釣りの漁火(いさりび)が沖合いに見えるころになりますと身の回りには夏の風物が溢れてきます。沖合いの漁火漁船を望遠鏡で眺めてみますと、強力な電球がこうこうと船縁を照らしだしていることがわかります。この光に引き寄せられてきた烏賊(いか)を多数の疑餌針をつけた糸で釣り上げているのです。

　日本近海では20種くらいの烏賊(いか)が獲られております。以前は鯣烏賊(するめいか)が主流でしたが近年はむしろ減少傾向にあります。その他に、赤烏賊(あかいか)、甲烏賊(こういか)、槍烏賊(やりいか)があり、甲烏賊(こういか)と槍烏賊(やりいか)の漁獲量は比較的安定しているといいます。

　烏賊(いか)は、にぎり寿司に使われたり刺身として生(なま)で食べられている量が多いのですが、煮物としても食べられております。日本で食べられている魚介類の中では烏賊(いか)の消費量がもっとも多いのです。

　烏賊(いか)には、たんぱく質が20％ほどあり、脂質2％、ミネラル2％ぐらい含まれておりますが、脂質のなかではレシチンとセファリンが目立ちます。糖質としては、グリコーゲンとグルコサミンが魚肉よりも多いことが注目されます。烏賊(いか)の肉は消化もよくて、鰈(かれい)の肉などの消化率と同じです。

　新鮮な烏賊(いか)のエキスにはアラニンやグリシン、プロリンなどの

アミノ酸が多く、うま味のもとになっております。この他に、タウリン、リジンというアミノ酸やベタインも含有されています。

烏賊(いか)の肉は生食のほかに、練り製品、塩辛、揚げ物（フライ）になったり、また酒糟漬け(さけかすづけ)や燻製(くんせい)や「鯣(するめ)」に加工されています。

烏賊(いか)を食べる度に、夏の海岸線を走る列車の窓からの風景を思い出します。暮れなずむ漁村風景を通り過ぎると、田園の向こうに広がる太平洋に漁火が波にゆれている平和な静かな日本の原風景を。

グリコーゲン：グルコースの貯蔵型で、動物の肝臓や骨格筋に存在します。平均3万個くらいのグルコースが結合していて、動物の細胞質内に顆粒状（粒子形）になって存在しています。この粒子は肝臓や筋肉の細胞に沢山見られます。血糖値が低下した場合には、肝臓のグリコーゲンは分解されてグルコースとなり、血糖値を上げています。

澱粉(でんぷん)：植物の場合には、グルコースの貯蔵型はでんぷんです。でんぷんはアミロースとアミロペクチンという2種類から構成されていて、アミロースはグルコースが1千～1万個くらい直線状に結合しており、アミロペクチンにはこの100倍以上のグルコースが結合しています。グリコーゲンはアミロペクチンと構造が似ていて多数の枝分かれを持っています。餅の「ねばり」はアミロペクチンの多数の枝分かれ構造がお互いにからみ合った結果です。

ヨーグルト

　黒海とカスピ海にはさまれた地域はカフカス地方と呼ばれており、豊かな土地が広がっています。現地読みでカフカスといわれるこの地方は、英語読みではコーカサス地方といわれます。

　以前から、コーカサス地方は長寿者が多いことで知られています。黒海の西側沿岸に広がるブルガリアもまた、長寿者が多いといわれています。

　今世紀の初め、ロシア出身で当時フランスに住んでいた生物学者のメチニコフ博士が次のような説を提唱しました。メチニコフ博士は言います。「ブルガリア地方には長寿の人が多いがその理由として、その地方の食生活にヨーグルトが多用されていることを指摘できる」と。ヨーグルトをたくさん食べているために、腸内細菌叢に有害細菌が少なくなっているからだというのです。

　牛乳に乳酸菌が加えられて一定温度に保たれると、牛乳中の乳糖は乳酸菌によって分解され、でき上がったヨーグルトには乳酸菌が無数に繁殖しております。ヨーグルトには生きた乳酸菌がたくさん含まれていますから、ヨーグルトを毎日食べている人の腸内細菌叢には乳酸菌などが優勢になる一方で有害な菌が少なくなっていて、理想的な菌叢になっているといわれています。

　コーカサス地方やブルガリアの辺りには、様々な発酵食品があ

り、地方毎に異なった発酵乳産品がみられるそうです。これらの事情は、日本の発酵食品とも似ていまです。

わが国でも昔から各家庭毎に独特の風味を持った糠漬け(ぬかづけ)が伝わっていて、いろいろな糠漬けが毎日の食卓にのぼっておりました。糠漬けにも乳酸菌が沢山棲んでおります。

わが国で食べられるヨーグルトはどれも同じような風味がしますが、世界各地では、いろいろな原材料と風味で食べられています。機会があればそのような様々なヨーグルトを試食したいものですが、実現すれば楽しいことでしょう。そのためにも世界各地から戦火が消えて、平和が戻ることを祈ってやみません。

註：［ヨーグルト］はトルコ語です。コーカサス地方ではこの言葉を使わず、「マツォーニ」といいます。

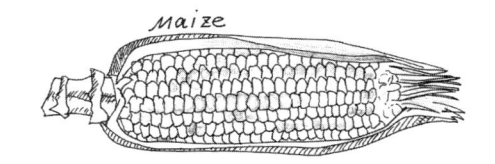

9月

maize

9月

　「いな<u>か</u>り（稲刈り）」月　が　「ながつき（**長月**）」になったといいますが、「いな<u>あ</u>が<u>り</u>つき　（稲熟月）」、すなわち「稲が十分に熟した月」の略ともいいます。
　英語のSeptemberはローマカレンダーの7番目（seven）の月（3月を起点にしていたため）という意味です。

かつての「長寿の島、沖縄」をかえりみて

　常夏の島、沖縄は長寿者が多いことで知られておりました。その理由として、食事の内容が豊富であることが先ず第一に挙げられていました。海産物をはじめ野菜や果物が豊富であることは多彩な献立を可能にし、様々な食品が利用できることを意味します。
　第二に自然環境の中に溶けこんで生活できたという状況は、身体を動かす機会が多いことを物語っています。身体を存分に動かしている間に骨太になり、高年齢になっても骨粗しょう症とは無縁な生活をすることができたのです。よく働く人が健康体であるのはこの様な理由によるのです。
　第三に陽気でくよくよしない風土も良い影響を及ぼしていました。沖縄の地には、苦難の歴史を乗り越えて伝えられてきた良い食習慣があって、元気な長寿者を増やしたのでしょう。食習慣が大切なのは、食生活は長寿をもたらす源泉だからです。
　いろいろな地方や国に旅をして感じることは、それぞれの土地毎にそこの風土にあった食品があり、それらを用いた食事があることです。
　しかし、ここ20～30年、国内を旅行して痛感することは、観光地の多くの旅館では料理の献立が似ており素材も味付けも似通っているという点です。どこへ行っても、刺身と海老の天夫羅（てんぷら）

と茶碗蒸しなどが定番として登場することです。同様のことは街並みについてもいえることです。

　最近の世界の大都市では、東京も大阪もニューヨークもロスアンゼルスも、どこでも同じたたずまいの繁華街が増えてしまっていて何処の国にいるのかわからないくらいです。どこの大都市も似たりよったりの雰囲気になってしまい、旅に出たときの新しい感動が伝わってこなくなったのは残念です。

　近ごろは国際化という言葉が街に溢れていますが、真の国際化とは食習慣や町並みを同じにする、ということではありますまい。各都市や各地域や各地方の良い点を残して大切に受け継ぎ、その違いの中にみられる良い点（長所）を理解し合い尊重し合うことが、「国際化」の真に意味するところでしょう。

　わが国においても、各地の食習慣や伝統食の良い点は残して、地方毎の食文化を旅先で十分に味わえるようにすることが、地方文化の振興につながり、町おこし村おこしにつながるのであり、その様な活気あふれる地方が全国至る所にみられることを切望しております。

「じゃこ」は良好なカルシウム源

　いつの間にやら、朝晩が涼しくなってまいりました。頬に爽やかな秋の風が感じられるようになりますと、夏の日の暑気など嘘のようです。しかし、夏の疲れが残っていて献立が気になる人もいるのではないでしょうか。

　中華料理風の献立で、「じゃこ」入り炒飯はいかがでしょうか。「じゃこ」は「雑魚」と書かれますが、これはいろいろな種類の小魚がまざったものです。一般家庭では「雑魚」も「縮緬雑魚」も区別されずに使われる場合が多いのですが、「縮緬雑魚」には、れっきとした戸籍があります。

　「縮緬雑魚」は「真鰯」や「片口鰯」の幼魚を薄い塩水でゆでて干したものです。「鰯」は一腹で数万個の卵を生むので稚魚も多数が群れて泳いでいます。いわしの稚魚は「縮緬雑魚」になったり、大きな魚の餌になったりしておりますが、いわし自身の種族を絶やさないための方策が、この卵の多さにみられます。

　さて、「雑魚」の効用は魚一匹まるごと食べられるところにあります。魚のたんぱく質も油もミネラルもすべて余すところなく利用できるのですから栄養効果は抜群です。骨の成分は人も魚も同様です。もちろん、子供も成人も老人も同じです。骨の中では、カルシウムと燐酸がつながって「ヒドロキシアパタイト」という

形になっております。老人になって骨粗しょう症になる場合がありますが、骨粗しょう症の予防は若いときから始めることが大切です。

　まず、カルシウムを多く含んだ食品をよく食べることです。さらに、運動をして骨に力を加えると骨のミネラル量が増えます。このようにして、若い時にその人の骨量を最大に近づけておくことがとても大切です。カルシウムの代謝には活性型のビタミンDが必要です。日光浴もまた必要で、これはプロビタミンD（ビタミンDの前段階のもの）からのビタミンDの生成に紫外線が有効だからです。また、カルシウムの代謝には女性ホルモンも必要です。

　古来から食べられてきた食品の中に、健康な生活を送るための真理がひそんでいることを知り、これらの真理を大切にしたいものです。

　カルシウムの不思議：カルシウムは、成人では一日 $600\ mg$ 摂りたいのですが、血液中には $100\ ml$ 中 $4\ mg$（濃度 $1\ mM$（ミリモル））含まれます。細胞中のカルシウム濃度はこの1万分の1で、そのレベルは常に一定に保たれています。

　海水中のカルシウム濃度は河川水よりも遥（はる）かに高いので、海水魚はカルシウム流入防御ペプチドを鰓（えら）にまとっています。河川に遡上（そじょう）して暫くたつと、このペプチドが失われていて、再び海へ戻された魚は高濃度カルシウムに曝（さら）されショックを起こしてしまいます。

豆腐の栄養価

　目を閉じて街々の梢(こずえ)を渡る風に耳を澄ましますと、夏の風とは違った雰囲気が感じられるようになりました。もう秋の訪れが間近かなのです。

　夏の酷暑の中では、ビルやオフィスや乗り物の中のクーラーが心地よい涼しさを提供しております。しかし、外気の蒸し暑さとの落差があまりに大きいと、身体が変調してしまいます。そのために、食欲があまり出なくて、疲れもなかなか回復してくれません。

　夏が終わってみると、身体が本調子ではなくなっていたという人が多いようです。スタミナの回復には栄養価の高い食物が何より良いのですが、その代表格の食物が豆腐です。

　豆腐の主原料は大豆です。大豆は「畑の牛肉」ともいわれておりますように、たんぱく質や油脂が多く含まれた種子です。大豆は豆腐に加工されますと、非常に栄養価の高い良質なたんぱく質を含んだ、消化の良い食品となります。

　豆腐が料理の材料として好適なのは、良質のたんぱく質を含んでいるからだけではなく、その味が淡白だからです。アメリカやヨーロッパでも、豆腐は日本食の代表としてもてはやされています。それは肥満や動脈硬化症の予防に良いことがわかっているか

らです。

　さて、たんぱく質性食品（たんぱく質を多く含んだ食品）には肉や卵、牛乳がありますが、これらにはたんぱく質と同じくらいの量の油脂が含まれています。例えば、牛肉（バラ肉）$100\,g$ 中にたんぱく質 $17.5\,g$ と油脂 $20.5\,g$、卵 $100\,g$ 中にたんぱく質 $12.7\,g$ と油脂 $11.2\,g$ が含まれています。これらと比べて豆腐の油脂はたんぱく質の半量くらいです。さらに良いことは植物性油脂であることです。

　植物性油脂が推奨されているのは脂肪酸組成に不飽和脂肪酸が多いからです。血液中の遊離型コレステロール（他のものと結合していないコレステロール）は不飽和脂肪酸があると、これと結合して肝臓へ運ばれ代謝を受けますから、血液中のコレステロール値を下げるのには不飽和脂肪酸が有効であるとされているのです。

　豆腐のたんぱく質のアミノ酸組成は、おおむね理想に近いのですが、ただメチオニンといわれるアミノ酸が少な目です。しかしこれも他の食品と組み合わせて食べることで補えます。例えば鰹節はメチオニンの含量が大変高い食品です。鰹節を冷奴にふりかけるような具合に、簡単に付合せができることを考えると、栄養成分の上からも豆腐が優秀な食品であることがわかります。

油脂の消化と吸収

　9月も半(なか)ばを過ぎますと、その陽射(ひざ)しにはどことなく秋の気配が感じられませんか。野山のすすきや草々にも穂が伸びてきて秋を思わせます。秋の好日をハイキングに過ごすのもよいアイデアです。体を動かして食欲を増進させれば、夏ばて気味の体を快復させることもできましょう。しかし、山に登って秋雨に会うと急速に体温を奪われますから、食事の内容が大切になります。

　さて、油脂は水に溶けないのですが、界面活性剤などがあると、ミセルという形を取って水に分散されます。食事のあと、食物中の油脂（脂質）は消化管のなかで胆汁の界面活性作用によって分散されます。膵液は十二指腸へ分泌される強いアルカリ性の消化液です。膵液にはリパーゼという脂質を分解する酵素が含まれているので、油脂（脂質）はリパーゼによって脂肪酸やモノグリセリドにまで分解されます。

　十二指腸から盲腸（大腸）の手前までが小腸ですが、小腸粘膜の表層には無数の小さな突起が密集していて絨毛(じゅうもう)と呼ばれています。絨毛の表層はさらに微小な微絨毛に覆われていて、(1)脂肪酸やモノグリセリドはここから吸収されます。微絨毛には(2)たんぱく質をアミノ酸に分解すると同時に吸収する経路や、(3)糖質をぶどう糖（グルコース）に分解すると同時に吸収する経路

もあります。(2)や(3)の場合には、アミノ酸やグルコースが輸送たんぱく質と手をつなぎ合うことによって吸収されます。これらの吸収経路は担体路といわれています。一方、(1)の場合には、微絨毛と微絨毛の間にある特定の細孔を通って吸収されます。これらの細孔は脂質路といわれております。これらの他に、(4)水路や(5)細胞側路といわれるものがあります。

　吸収された後、脂肪酸やモノグリセリドは小腸吸収細胞のなかで再びトリグリセリドという形の脂質（油脂）に再構成されてからリンパ管に入り、さらに全身の細胞へと運ばれて行き利用されます。なお、食用油などをはじめ食品中の脂質は大部分がトリグリセリドという形をしています。

カルニチン：骨格筋に多く含まれ、その量は乾燥物にして0.1%もあります。このレベルは$100\,g$の筋肉に$10\,mg$含まれていることになります。脂肪酸の分解は、主としてβ-酸化（ベータ）という系路で行われます。β-酸化系が存在する場所は、細胞のミトコンドリアというオルガネラ（細胞内顆粒、p.34）ですから、脂肪酸が分解されるためにはミトコンドリア内に移動する必要があります。脂肪酸は、細胞内へ移動するときや代謝されるときには補酵素A結合型の脂肪酸ですが、このままの形ではミトコンドリア内膜を通過することができず、内膜表面で一担カルニチン結合型に変化する必要があります。ミトコンドリア内に入った後、カルニチン結合型脂肪酸は補酵素A結合型脂肪酸に再び戻って代謝系路に組み込まれてゆきます。

鰯(いわし)の効用

　日本人は昔から、魚や海苔などの海の幸を沢山食べてまいりました。日本の沿岸は入り組んだ入り江でとり囲まれていますから、海産物の宝庫なのです。

　近年、日本人の平均寿命が世界のトップになったのは乳児死亡率が減ったことの他に、食事の影響も大きいとされています。

　欧米の食生活は油脂の割合が多すぎて、そのためにいろいろな疾患にかかりやすく、なかでも虚血性心疾患といわれる動脈硬化症や心筋梗塞症が多くみられます。

　日本では食卓に魚が多く出されます。日本人の長寿の秘訣を探るために、日本人が魚を常食としていることと関連づけて研究している栄養学者もいます。日本の一般の家庭で日常に食べられている魚といえば、鰯(いわし)、秋刀魚(さんま)、鯵(あじ)、白子(しらす)などでしょう。鰯や秋刀魚などの庶民的な魚に長寿につながる特殊な成分があるのかも知れません。最近、これらの魚油には動脈硬化症を予防する効果のあることがわかってきて注目されています。

　油脂には、常温で液体となっていて「油」といわれるものと、固まっていて「脂」といわれるものとがあります。主要な油脂（トリグリセリド）はグリセリンと脂肪酸とが結合したものですが、この脂肪酸にはいろいろな種類があります。油脂の性質は脂肪酸

の種類によって決まります。

　不飽和脂肪酸の多い油脂ほど固まりにくく、常温で液体になっております。植物油脂の特徴は不飽和脂肪酸が比較的多いことです。一方、不飽和脂肪酸が少ないもの（すなわち、飽和脂肪酸の多いもの）は固まってしまいます。動物性油脂の特徴は植物性油脂に比べて不飽和脂肪酸の割合の少ないことです。魚脂は牛脂(ヘット)やラード豚脂などの動物油脂と比べて不飽和脂肪酸が多いのです。

　魚脂の不飽和脂肪酸にはエイコサペンタエン酸（EPA）やドコサヘキサエン酸（DHA）などがあります。これらは

(1)　血液中のトリグリセリドを少なくする。
(2)　HDL-コレステロール*を増やし、血管壁に沈着しているLDL-コレステロール**を取り除く。
(3)　血栓をつくりにくくして動脈硬化を予防する働きをしていることが、明らかにされています。

　これらの不飽和脂肪酸は、鮪(まぐろ)、鰯(いわし)、鰤(ぶり)、秋刀魚(さんま)、鮭(さけ)、鰊(にしん)、鰻(うなぎ)、鯖(さば)、鯵(あじ)などに多く含まれております。現在、日本人は一日平均80 g の魚を食べておりますが、魚をもっと食べましょう。最も肝心なことは、新鮮な魚を食卓に供することです。

　お米と味噌汁と魚に代表される日本食の伝統を「おふくろの味」として子孫へ脈々と引き継いでいきたいものです。

---

　*善玉コレステロールといわれることがあります。
　　HDLは高密度リポたんぱく質の略です。
**悪玉コレステロールといわれることがあります。
　　LDLは低密度リポたんぱく質の略です。
　　LDLを構成する脂質（リポ）含有率はHDLよりも大きいので低密度になっています。

魚油の脂肪酸

　鰯というと大衆魚の代名詞のようでしたが、今や以前のようには安くありません。新鮮な鰯を炭火で焼いて食べたときの味を思い出すこともなくなってきました。現在では鰯の缶詰の方が一般的かも知れません。

　欧米のマーケットで魚の缶詰を探しますと、すぐに目につくのが平べったい楕円形の形をした北欧産の鰯の缶詰です。日本の沿岸漁業でも鰯はかなり獲れており、干物などに加工されています。うるめ鰯は干物が有名ですが、生の寿司ねたの味は格別です。

　魚には鰯のように白身の魚と鮪のような赤身の魚がありますが、いずれにも油脂は含まれています。生物の体には、たんぱく質と糖質と脂質（油脂）とが、多かれ少なかれ含まれています。動物にとって、この三者が三大栄養素であるのは、これらが動物にとって必要であり不可欠だからです。

　油脂（脂質*）と呼ばれる一群の物質には、多くの場合、脂肪

---

　*脂質は、一般的には存在状況に応じて「油脂」や「脂肪」と呼ばれております。生化学の分野では、「脂質」はたんぱく質、糖質と並べて統一的に呼ぶときに常用されます。なお、細胞膜などの脂質は複合脂質といわれるものです。

酸が含まれています。一口に脂肪酸といっても、一種類ではなくて、沢山の種類が存在しています。油脂にはいろいろな種類がありますが、種類毎に性質が異なっているのは、含まれている脂肪酸の種類と存在割合とが異なっているからです。

　動物油脂・植物油脂・魚油脂には、それぞれに特有の割合で種々の脂肪酸が含まれています。同じ種類の魚でも、冷たい水に生活している場合と、暖かい水中に棲んでいる場合とでは脂肪酸の種類が微妙に違ってきます。

　脂肪酸をおおきく分けますと、飽和脂肪酸と不飽和脂肪酸になります。不飽和脂肪酸というのは水素の数が若干少ないために水素の付くべきところが空いていて、水素や酸素などがさらに結合する余地があります。飽和脂肪酸は融点が高いので、低温になると固くなりやすく、一方、不飽和脂肪酸は融点が低くて低温でも固くなりにくいという性質があります。油脂でも不飽和脂肪酸を多く含んでいると低い温度でも固くなりにくいので、冷たい水中に棲んでいる魚では、不飽和脂肪酸の割合が多くなっております。暖かい水中の魚では飽和脂肪酸の割合が多くなっていて、身体の油脂成分があまり軟かくならないようにしています。

　このことを、もう少し具体的にみてみましょう。生物体の基本は細胞ですが、細胞内にもいろいろな粒子（細胞内顆粒、細胞内小器官）が存在しています。これらの構造物は柔らかい膜で仕切られています。この膜は脂質の層からできていて、含まれる飽和脂肪酸と不飽和脂肪酸の割合が生活環境に合うように調節されています。このとき、生物体の膜の柔らかさが重要で、膜の流動性が一定になるように脂肪酸の成分比が調節されています。

　なお、不飽和脂肪酸には不飽和の程度が高い高度不飽和脂肪酸

があり、動物にとっては特に重要です。体内で代謝されてホルモン様作用のある物質にも変化するからです。

うるめ鰯は目が油でうるんだようになっていることから、この様に呼ばれています。鰯ときくと独特の味と香りの油が頭に浮かびませんか。

栄養学の研究によって、鰯や秋刀魚の油がきわめて重要な生理作用をしていることが明らかにされました。その成分は高度不飽和脂肪酸のうちで、n-3系列に属するものです。この系列には、エイコサペンタエン酸（EPA）やドコサヘキサエン酸（DHA）があります。α-リノレン酸も同じ仲間です。これらから生成される成分には心筋梗塞や動脈硬化の予防に効果があり、また抗腫瘍効果が注目を浴びております。

一方、n-6系列の高度不飽和脂肪酸にはγ-リノレン酸やアラキドン酸が知られています。これらは動物の油脂に特徴的な成分です。リノール酸は植物にたくさん含まれていますが、同じくn-6系列の仲間です。リノール酸を摂り過ぎますと乳ガン発症を促進します。

なお、リノール酸、α-リノレン酸、アラキドン酸などは必須脂肪酸＊です。

脂肪酸にはいろいろな生理効果をもたらすものがあるので、その効能を宣伝した製品もありますが、製品に特別の効能を持った成分が濃縮されているとしても、この製品だけを食べていると偏食につながってしまいます。

＊食事から摂取する不飽和脂肪酸のうちでは、n-6系列のものとn-3系列のものとの比率が重要です。

9 月

長寿と健康寿命：日本は世界一の長寿国になりましたが、寝たきりにならず健康に生活できる期間がどれくらいであるかが大切です。この期間を健康寿命としますと、日本人の健康寿命と平均寿命との差は7年くらいあります。理想的には健康寿命と平均寿命の差が限り無くゼロに近付くことが理想です。「ぴんぴんころり」が目標だという人がいますが、寿命のある限り健康に動き回れることを目指した言葉といえます。

「高齢者は医療をろくに受けなくてもよい」ともとれる発言が政治家の口から出てくる昨今（2007〜2008）ですが、そのような状況では平均的な健康寿命と平均寿命との差が開くばかりでしょう。

10月

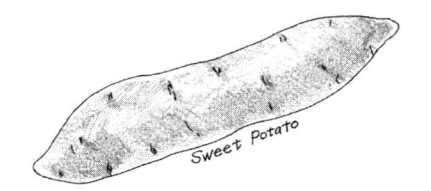

Sweet Potato

10月

　神無月は「かみな（神無）」づき（月）とか「かむなづき」ともいいます。また「雷のない月」（雷無月）を表すともいいます。
　英語のOctoberは、3月を起点とした古代ローマカレンダーの8番目の月という意味。海にいるタコも「オクト（8本）パス（足）」といいます。

中華料理の魅力

　世界中の都市でお目にかかれる料理の一つが中華料理です。日本やアメリカは勿論のこと、ヨーロッパのどんな街にいても中華料理店を探し当てるのは、それほど難しくはありません。
　私たちは1991年の夏イスラエルの首都エルサレムに滞在しましたが、ある街角で中華料理店を見つけたときには、内心驚きました。ここにも中華料理店があったという、予期しなかったことへの驚きです。店内へ入ってみると東洋人も西洋人も中近東の人々も、楽しそうにお喋りしながら温かい料理に舌つづみを打っておりました。
　そのような光景は諸外国のいろいろな街でよくみかけました。料理には、ただ単に空腹を満たすためということの外に、何人かの人と温かいお皿を囲んでの団らんの一刻が持てるという意義もあります。
　お料理の味は舌の表面の味蕾という場所で感じ、それが神経を通じて大脳へ伝えられ「おいしい」とか「まずい」とかと判断されるのですが、その時食物の適切な温度が大切な要素となります。生温かいビールや溶けてしまったアイスクリームでは美味しさが感じられないと思うのですが、一方、半分凍ったご飯でもその特有の美味しさは味わえません。

10 月

　ヨーロッパの中華料理店では熱いプレートを先ず食卓に用意し、その上へお皿や料理を並べて、折角の料理が冷えないようにしていますが、これはお客にもっとも美味しい状態で食べてもらおうという心づかいの現れでしょう。

　食事の仕方や調理の方法は、気候風土や民族性や地域の条件など様々な要素によって影響されていますが、一般的には、利用できる食材料がもっとも美味しく安全に食べられるように工夫されてきています。

　多くの中華料理が温かい内に食べられるように工夫されているのも永い歴史の中で培われてきた人々の知恵でしょう。

内蒙古の旅から ── 調理場の器具

　1993年に、中国（中華人民共和国）の内蒙古を訪問して、小規模な食堂の調理場を訪ねる機会がありました。何も特別な料理ではなくて、日常の献立を調理する風景はたいへん参考になりました。

　私のみた限りでは、① 油をよく使うこと、② 調理の手順は食材に火入れが十分にされるようになっていること、③ 少ない種類の鍋で違う種類の献立を次々にこなしていくことなど、よく考えられた手順に特徴があると思われました。

　内蒙古の都市では、どこの調理場のまな板も輪切りにした丸太でした。「さしわたし」が40 cm以上もあり、高さも30 cm以上もある切り株が樹皮付きのまま使われていますが、柳の樹だといいます。包丁（ほうちょう）は刃渡り20 cm以上で幅も10 cm以上あって、500 gもある四角形のものが主として使われており、これで肉も切れば野菜も刻み、餃子（ぎょうざ）用に小麦粉の練ったものを小さく切り分けるという具合（ぐあい）です。

　包丁の切れ味はコックさんの腕の証（あかし）でもあります。一品毎に包丁をきれいにしており、また暇ができると包丁を砥石で研いでいました。

　竈（かまど）には、常時、熱湯の煮えたぎった大鍋がかかっており、時に

10　月

はたっぷりとお湯の入った中鍋にたくさんの骨付きの羊肉が入れてあって、火にかけられていました。

　多くの献立が、お皿へ盛り付けられる前に鍋の中で熱い油に通されました。大鍋や中華鍋に多めの油が入れられて熱せられますが、油通しをしたあと料理をお皿へ盛り付けてしまうと、余った油は別の容器へと戻されます。

　油は羊脂であったり、豚脂であったりしますが、植物油も使われていました。鍋は熱い内に熱湯や時には熱いスープですすがれたあと、鍋底の余分な水分は拭き取られて次の献立用へと回されます。料理を始める前や、棚から器具を下ろしたときや、料理の途中で献立が変わるときには、几帳面に鍋や器具を水道水や熱湯で洗い、残った水滴を拭き取っているコックさんの仕草が、旅の印象としていつも思い出されます。布巾（ふきん）が調理場の上に張った針金に掛けてあって、それをひょいと取っては水気を拭き取っていました。

病原性微生物の猛威に思う

　夏の大腸菌 O-157(オー) の猛威を見聞きするにつけ、思い出すのはフランスのリヨン市で訪ねた教会のことです。

　中世のヨーロッパではしばしばペストが流行して大勢の市民が亡くなりました。現代のリヨン市は葡萄酒の産地を背後に控えた大都市ですが、中世にはこの地方にもペストが大流行してリヨン市民の9割が死んでしまったといいます。ところが、教会の近くの石畳が敷き詰められた地域ではペストに罹らないということがわかってきて、当時石畳の威力が知られるようになりました。

　ペストはネズミの蚤(のみ)によって媒介されますが、石畳によって蚤が生息しにくくなり、ネズミもまた棲みにくくなっていたのです。リヨン市の丘の上には中世の古いこの教会が建っています。ここの教会はペストの流行期にも、多数の市民を伝染病の罹患から守る環境を提供しながら、市民を見守り続けてきた由緒ある建造物です。

　日本でも江戸時代には、コレラや赤痢や腸チフスなどが流行しました。多くの場合、これら消化器の伝染病は川の上流の水が病原菌に汚染されていて、その下流の水を介して伝染しました。河川水の汚染が主な原因だったのです。

　現在でも、東南アジアではしばしば水源地の汚染がみられます

が、旅行者がこの汚染を知らずに水道水に口をつけるというような無謀（ぼう）な行動をすると、発病という不幸に見舞われます。

　どの地方でも、生野菜は畑で収穫されたあと、台所へ運びこまれますと水道水や井戸水できれいに洗われてから刻（きざ）まれてお皿にのります。このとき水道水が汚染されていますと、生野菜の表面についた水滴の量に比例して感染の危険性が高まります。

　植物体の組織の内は元来汚染されていません。果物の場合も中身の果肉は大変清浄なのですが、汚れた手やナイフで皮を剥（む）けば中身まで汚染されてしまいます。皮が傷ついていればその部分の果肉は汚染されているでしょう。

　食品を汚染から守るための要点の第一は、手や包丁やまな板や容器を汚染させないことです。手は十分に洗うことと、清浄な手ぬぐいで拭くことです。包丁、まな板はきれいに洗ってからよく乾かすことです。食器だけではなくトレイ（お盆）も汚染しないように気を配ることが肝要です。

　かつての日本各地には蝿が多かったので、蝿による食品の汚染が心配されておりましたが、現代の日本の市街地や住宅地では、ほとんど蝿をみかけなくなりました。しかし、料理された後で食品の上にかぶせるフキンやトレイが汚れていないかどうか十分な注意を払わなければ汚染の危険を無くすことができません。

洋風の魚料理

　秋の一夕を洋風の魚料理で過ごすというのは、いかがでしょうか。1992年に私たちが訪れたヨーロッパの夏は日本の初秋の気配が濃厚でした。ヨーロッパもアルプスを北へ越すと朝晩は涼しく冷え込みます。

　ヨーロッパを旅していますと、日本の風景とは大変違った風景として、ほとんどの町に教会と広場があることに気がつきます。この広場には、曜日と時間を決めて露天市場が出現します。大きな町では専門業者が露店を出しているようですが、小さな町では近郷の農村から野菜や自家製のチーズを車に積んで市場に運び込み、広場で車を即席売り場に変身させています。

　大きな町ではそんなお店に混じって魚屋さんが店を出しています。ワゴン車で車の付いた屋台を引いてきます。サイドを上げると庇になり、中には屋台と魚をさばく台がセットしてあって、秤も天井から釣り下がっています。氷を敷き詰めた屋台の上にいろいろな魚を並べております。鮭や鱒などとくらべると小振りで平べったい魚が数匹並んでいたら、それは「舌鮃」でしょう。

　「舌鮃」は「鰈」や「鮃」の仲間です。日本では「くろうしのした」と呼ばれていますが、「鮃」よりも尾の方が尖っており、目のある側は黒っぽい色をしています。「舌鮃」は

10　月

「鮃(ひらめ)」同様に脂肪分が少なくて味が淡白な白身の魚です。大きさ 20 cm 程ですから、料理するには手ごろな大きさです。

　欧米では、魚は食べられていても種類も量も日本よりも少ないのが日常の食事です。洋風料理では獣肉を使った献立が多く、食べる機会も多いのですが、洋風料理でも魚を食べるように心掛ければ獣肉と魚肉の比を片寄らさせずにすみます。魚を食べる割合を獣肉とくらべて減らさないように心掛けたいものです。

　冷凍と冷蔵：地方へ行くと活(いけ)づくりを看板にしたレストランがよく目につきますし、山里の宿へ行きますと鹿肉や猪肉や熊肉の刺身が勿体(もったい)ぶって給仕されることがあります。「生＝新鮮」というイメージからでしょうか、今日のように冷蔵輸送が行きわたり冷凍技術が進んでいても、冷凍ものよりも生ものの方が珍重されている様です。

　野生動物の生肉には寄生虫が多く、寄生虫病予防の観点からは要注意です。酒のおつまみに沢蟹(さわがに)の塩漬けが出されることも多いのですが、沢蟹(さわがに)の寄生虫がやはり生きたままに口に入ってきます。

　肉の寄生虫も業務用の冷凍庫で零下 50℃ くらいまで冷凍されると可なり死んでしまうということですが、家庭用の冷凍庫でせいぜい零下 18℃ くらいでは到底死なないといいます。

　物事の価値判断は、何に基準を置くかによって評価が全く違ったものになることの例です。

土鍋あれこれ

　鯛はわが国では昔から、「おめでタイ」ということでお祝い事のときには欠かせない魚として用いられてきました。近年はいろいろな魚の名前の後に「鯛」をくっつけた冷凍物が出回っていて紛らわしいのですが、従来から使われてきたタイの名称は真鯛、血鯛、黄鯛の総称です。厳密にいう場合には、「鯛」は「真鯛」を指しました。この三者の中ではマダイの味が断然良いそうですが、血鯛も結構いけるといいます。黄鯛は三者の中では一番味が劣るそうです。しかし、黄鯛の幼魚は「小鯛」といい、家庭料理では重宝がられてきました。

　真鯛は非常に長寿で数十年も生きたものでは、体長が $1\,m$ に達します。真鯛の肌は赤い色をしていて胴体の所々に瑠璃色（紫がかった紺色）の斑点があります。

　鯛は $200\,m$ 位の深海に住んでいて、産卵時期になると比較的浅いところへあがってきます。

　最近では真鯛も養殖されていますが、明るいところで養殖すると色が赤くならないため、屋根を作って暗くする必要があります。漁村地帯を歩いていて小さい湾の岸壁に大きな水槽を幾つも並べてあるのをご覧になった方もあるでしょう。この水槽に大きな屋根がきっちりとかぶせてあって、水面が暗くなって中が見えない

ようでしたら、鯛の養殖でしょう。外海に面した小さな湾であれば、きれいな海水を補給するのも、魚を出荷するのも容易なのでうなずけます。

　鯛の身は白くてかたく、脂肪分も少ないので脂肪臭も少ないという特徴があります*。お吸物に用いても良く合うし、いろいろな料理に使いやすい素材といえます。

　消費者は自らの健康維持に良いと思うものを選択して食べなければなりません。たとえば、タイという名前さえ付けば、違う魚でも良く売れるのだとしたら、消費者としては自立できているとはいえず、情けない限りです。日本のように文盲率の低い国は世界中を見回しても、多くはありません。読み書き自由な日本の消費者はいろいろな情報を知る手段を持っております。その日本の消費者には、もう少し賢くなって欲しいと思います。

　近年、年々歳々食環境が大きく変えられようとしています。この変化の方向が、われわれ消費者の未来の健康に悪影響を与え、さらに子供や孫達の将来の健康にも悪影響を与え、健康生活を困難にする要素を多々含んでいる点が問題です。来るべき年が、ますます多難な年にならないようにするには、消費者の一人ひとりがもっともっと賢くならねばなりますまい。

---

*天然鯛は刺身にしておいてしばらく経（た）つと、養殖鯛とは微妙に異った色調を現します。

秋色は健康の色

　秋は食欲をそそる果物や野菜が豊富に食べられる季節です。色の鮮やかな日本の果物のなかでは柿がその代表格でしょう。

　柿のだいだい色はカロチン（カロテンともいう）という色素の色です。カロチンを含んだ食物を食べると、小腸に分泌される酵素によってカロチンが半分に切断されてビタミン A にたやすく変換されます。そこでビタミン A の前駆体という意味で、カロチンはプロビタミン A といわれます。

　カロチンが柿色なのは、カロチンの分子に青い光を吸収しやすい部分があるからです。この部分は二重結合（ >C=C< ）が一つ置きに存在する部分です。二重結合というのは、炭素同士が結合するときに 2 本の腕で結合している部分を指します。通常、炭素同士は 1 本の腕で結合しています。このとき炭素同士を結合させている腕の正体はペアになった 2 個の電子です。二重結合のところには二重に腕が伸びているので、4 個の電子があるのです。二重結合の電子は、エネルギーを吸収してエネルギーレベルが高い（すなわち励起された）状態になりやすいという性質を持っています。

　カロチンは 30 数個の炭素の内の 20 個近くが直線状になっていてそこには 10 個以上の二重結合が一重結合と交互に並んでいま

す。この様に一重結合と二重結合が交互に並んでいるものを、共役二重結合といい、反応を起こしやすい部分です。カロチンの様に多数の共役二重結合があると、これらの電子は低いエネルギーで励起されます。すなわち、可視光線という比較的弱いエネルギーを吸収して、そのエネルギーによっても励起されるのです。

カロチンが黄色なのは、励起された電子が青色の光を吸収＊していることを示しています。さて、カロチンのように反応しやすい部分を持っていると、その部分に酸素も結合されやすくなっています。このために、カロチンが共存すると他の成分が酸素と結合しにくくなりますから、カロチンは酸化防止剤（抗酸化剤）としても有効なのです。

カロチンは柿だけではなく、色のついた緑黄野菜、すなわち人参、南瓜、菠薐草、ピーマン、莢豌豆、ブロッコリー、韮にも含まれています。このような緑黄野菜を100 gと淡色野菜（大根、キャベツ、胡瓜、茄子、など）を200 g、果物（蜜柑、林檎、葡萄、など）を100 gを毎日食べるとビタミンAも他のビタミン類も十分に摂取することができて、体調を整えるのに役立ち、日常生活が快適になります。どのビタミン類も、体内で糖質や脂質やたんぱく質が代謝されるときに、それらの代謝がうまくいくように調節するはたらきをしています。

＊白色の光（色のついていない光）から青色（藍色）の光を除くと黄色い光が残ります。青色と黄色は補色の関係にあります。「赤色とシアン（水色）」、「緑色とマゼンタ（桃色）」も、それぞれ補色の関係になっています

初　　秋

　さわさわとした風が吹き渡るころになりますと、草むらの虫の声が一段と賑やかになってまいります。夏のきつい陽射しが嘘のように感じられる日がありますが、そんな日にはそろそろ食欲が盛んに出てくることでしょう。

　医食同源という言葉がありますが、何気なく食べている食事でもよく調べてみますと、病気の予防や治癒に効果のある成分がいろいろと含まれていることがわかります。

　米糠に含まれているイノシトールという成分について見てみましょう。イノシトールは糖類の一種でぶどう糖（グルコースともいう）に近縁のものです。米糠の中にはイノシトールそのものや、イノシトールに燐酸が幾つかついたもの、イノシトールがグリセリン・脂肪酸と結合したものなどが沢山含まれています。それぞれは米の発芽に際して重要な機能を果たしています。

　このイノシトール成分を動物（ラット）に与えてみます。たとえば、イノシトール‐燐酸を１～２％の割合で飲料水に混ぜたものを与え続けるラットと「ただの水」を与えるラットとを飼育いたします。これらすべてのラットに発癌のイニシエイターといわれる化学物質を投与しますと、「ただの水」で飼育したラットのグループでは大腸癌や肝臓癌や皮膚癌が高い比率で発症するの

に対して、「イノシトール燐酸入りの水」で飼ったグループではガンの発生率が低いという研究報告がなされています。

　これらの実験結果から、イノシトール燐酸が明らかに発ガンを抑えることがわかったのです。

　昔から、玄米食や七分搗き米、八分搗き米、胚芽米が食べられてきましたが、発癌を抑えるという面からみても、糠が残った米や胚芽がついたままの米が有益な健康食品だったわけです。

　現代のように環境に発癌性物質が存在し、食品にも混入する危険性が考えられるときには、食生活の上でも発癌の抑制に心掛けなければなりません。玄米食や七分搗き米、八分搗き米、胚芽米などを食べていると、糠の中のイノシトールが日常的に摂取できるわけで、その意義は大きいものです。

イノシトール：ぶどう糖（グルコース）や果糖（フルクトース）は炭素6個から構成されていて5個の炭素の各々に1個ずつ水酸基が結合しています。残る1個の炭素はアルデヒド基（グルコースの場合）またはケトン基（フルクトースの場合）になっています。アルデヒド基やケトン基は還元すると水酸基になります。こうしてできた化合物はすべての炭素に水酸基がついているもので、糖アルコールといいます。イノシトールをはじめ、甘味料としてお菓子に入っているソルビトール（ソルビットともいいます）、飴やチュウインガムに入っているキシリトール（キシリットともいいます）は、ともに糖アルコールです。

食欲の秋に

　北海道の羊蹄山の麓には、羊牧場があって、そこで食べさせている野外ジンギスカン鍋に人気が集まっています。生まれて１年以内の仔羊の肉がラムといわれておりますが、ラム肉はまだ柔らかくて脂の匂いもマトン（成羊の肉）ほどきつくありません。

　マトンのように羊脂の匂いがきつい場合には、香辛料や玉葱で羊特有の匂いを緩和します。その点では、ラムの方が料理の素材として使いやすいでしょう。

　羊の脂は固まりやすいので野外に出て目の前で肉を焼き、熱いうちに食べるのに適しております。マトンよりもラムの方が脂質（油脂）は少ないのですが、ビタミンＢ群は逆に多いという特徴があります。羊肉のビタミンＢ群含有量は牛肉よりも多く、またカルシウム量も多い点が注目されます。

　料理に動物の肉を使う場合、たんぱく質源としてだけ考えるのではなく、ビタミン類やミネラルや油脂の面からも考えることが大切でしょう。

　さて、私たちが食物を食べてたんぱく質を補給しているのは、私たちの身体の筋肉や血液や酵素、抗体、ホルモンの素材を得るためです。これらを構成するたんぱく質は、お互に違っています。また、どのたんぱく質も 20 数種のアミノ酸から作られているの

ですが、動物の種が異なると同類のたんぱく質でもそのアミノ酸組成が違うのです。

「必須アミノ酸」といって、私たち自身の体内では必要量を十分に作れないアミノ酸があります。この必須アミノ酸を毎日の食物から摂っております。「必須アミノ酸」を補給するため、私たちは動物や植物のたんぱく質を食べて、そこに含まれている「必須アミノ酸」を利用しています。

私たちの身体の中では、いろいろな栄養素が組み合わさって円滑に代謝活動が続けられております。必要な栄養素が一つ欠けても代謝活動は不活発になり、健康状態を保持できなくなります。

必須アミノ酸：人間には、自身の体内で十分に合成できなかったり合成する能力がなかったりで、食物として摂取しなければ補えないアミノ酸が8種類あり、必須アミノ酸といわれます。必須アミノ酸は、バリン、ロイシン、イソロイシン、メチオニン、フェニルアラニン、トリプトファン、トレオニン、リジンの8種です。

いろいろな動物について必須アミノ酸を調べてみますと、ほとんど共通していることが分かっています。

このことは、食物連鎖の経路を通って必須アミノ酸が、連鎖の下位の動物から連鎖上位の動物へと移され受け継がれていることを示しています。

蔗糖伝来
しょとうでんらい

　寒風の中に身をさらすと甘いものが欲しくなります。身体がエネルギーを要求しているからです。

　栄養素の中では糖質（炭水化物）が甘味を持っています。麦芽などに含まれる酵素によってでんぷんが分解されますと、麦芽糖（マルトース）という甘い糖になります。水飴はこの麦芽糖を主要な成分としています。さらに分解されますとぶどう糖（グルコース）になります。これにも甘味があります。

　古代のわが国で甘い食品といえば、蜂蜜や干し柿のような甘い果物だったのですが、砂糖などはまだ知られていませんでした。日本へ砂糖が伝来したのはいつごろだったのでしょうか。一番古い記録では、天平の昔、鑑真和尚（がんじんわじょう）が渡来したとき（西暦754年）砂糖（蔗糖）がもたらせられました。

　いろいろな植物に蔗糖や甘味成分を沢山含んだものが知られていますが、植物をそのまま利用する場合には利用できる甘味に限度があります。甘味成分の抽出法がわかると利用が進みます。鑑真和尚のころの中国ではすでに、サトウキビ（甘蔗）から蔗糖を取り出す方法が知られていたのです。

　なお、現代では、砂糖は食品名で砂糖の主成分が蔗糖（スクロース）といわれる物質（化合物）です。東大寺献物帖の記録にみら

れる「蔗糖二斤云々」の文字は現代の砂糖のことです。

　サトウキビは熱帯地方によく生育する植物なので、タイ、中国南部、台湾、琉球列島では盛んに栽培されて砂糖の生産も多かったのです。長い間日本へは南蛮船による渡来商品として上流階級の一部の人たちに使われてきたに過ぎません。江戸時代の成熟期になると江戸の町人の間にも砂糖の需要が増えてきて輸入量も多くなっていました。

　日本の各地でサトウキビ（甘蔗）を栽培して砂糖を生産しようとする試みも多かったのですが、どこにでも栽培できるという植物ではなくて九州海岸部、四国、紀州、東海地方などの黒潮が洗う海岸部で栽培できた植物です。徳川吉宗も江戸の吹上御苑で栽培をしようとしましたがうまくできなかったということです。

　サトウキビをしぼると甘い搾汁が取れます。この搾汁を煮詰めますと、黒っぽいどろっとした液がえられます。これを冷やしますと黒い塊がえられますが、底の方に蔗糖の結晶がきらきらと輝いて見えかくれします。この黒い塊が黒砂糖です。黒砂糖を活性炭で脱色して精製すると白い砂糖が得られます。

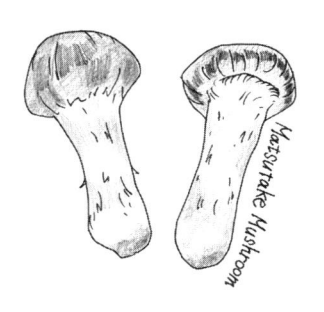

11月

Matsutake Mushroom

11月

　旧暦の**霜月**(しもつき)は、「しも（霜）」の降りる月なので「霜月」とも、10月〜11月の「しも（下）」の月とも、あるいは「しも（新陽）」の月という意味からだといいます。
英語の November は古代ローマカレンダーの9番目の月という意味です。

秋風に乗って

　10月から11月にかけて、秋晴れの風景が色彩豊かに色づき始めます。朝夕の気温はぐっと下がり、日一日と紅葉が深みを増してまいります。田圃(たんぼ)の稲も黄金色に色づいて稔りの秋を演出しています。風に稲穂が揺れて、きらきらと光る風情は美しい心象風景でさえあります。

　ところで、秋は台風の季節です。台風の被害を避けるために、40年ほど前から、稲の刈取(かりと)り時期が段々早くなってきて、9月には刈り入れる所が多くなっております。

　夏の日盛りがきつくて高温の日照りが続きますと稲も豊作だといわれます。稲が充実した米をつけるためには日照時間と気温の総計が大切な要素です。そのため、早く刈り入れるためには、田植えを早くする必要があります。

　8月から9月にかけて、稲が穂を出しますとやがて開花・受粉して、籾(もみ)の中で米が充実し始めます。強い陽射しと高温が米をどんどん太らせて稔りの穂を重くし垂れ下がるほどにいたします。

　さて、現今の評論家の中には、お米が穫(と)れ過ぎることを悪のように言う人たちがおりますが、彼らには、秋の風情は悪いインパクトなのでしょうか。米が豊作であることを素直に喜べないというのは悲しい限りです。世界中で食糧がますます不足してくる現

11 月

状を彼らは何と心得ているのでしょうか。食糧が余っているのは局地的、短期的な現象に過ぎないことをご存じなのでしょうか。

　今、日本に求められていることは、一つには食の安定な長期の備蓄技術をどのようにして確立するかです。そして、日本の食糧自給率を1％でも増やす努力を、国として尽くす方策を立てることです。国力を充実させるための方法は、ここにこそ見出せます。

　かつて「衣食足りて礼節を知る」とうたわれた背景として当時、食糧確保の政策こそが政治に関わる人の資質であることが認識されておりました。現代日本の政策決定に関与する人々のうちでどれほどの人が、このことを意識しておられるのか疑いたくなります。日本以外の国では、現実に食糧の自給・備蓄が着々と進められているというのに。
　　　　　　　　　　　　　　　　　　　　　　　　（1999記）

　植物の水：穀物を収穫するためには、まず種子を播いて芽を出させ成長するまで絶えず水をやります。やがて200 kg 程に植物体が成長しますと、20 kg くらいの穀物が実ります。この間、根から吸収された水は総量で2,000 kg（2,000 ℓ）くらいに上りますが、大部分の1,800 kg（1,800 ℓ）は葉の表面から蒸散されてしまい、差し引きの200 kg が植物体と穀物とに留まっています。植物体に180 kg（180 ℓ）強、穀物に18 kg（18 ℓ）強が含まれています。穀物生産植物の水出納は、乾燥穀物5 kg を収穫するために2 t（2,000 kg）もの水供給が必要なことを示しています。

五穀豊穣（ごこくほうじょう）

　稔りの秋には、果物も穀物も何もかも豊かに野山に満ちております。樹木の実も色とりどりに熟しきっています。野山の獣や鳥も冬に備えてせっせと餌をあさっております。秋には、世界中の森や野山で似た風景が出現します。

　人類が地上に現れて以来、狩猟時代には秋の季節に専ら野山の稔りを満喫し、農耕文化が根付いて以来は田畑の稔りに冬の蓄えを頼ってきました。

　200年前の産業革命を経て、人類社会は今や情報革命の時代へと変っていますが、人類の食糧は依然として100％農作物に頼っています。人類の食糧が狩猟によるものから農耕収穫物へと移っても、食物の種類はほとんど変わりませんでした。時代は変わっても、人類の食糧は不変のままであるでしょう。秋の季節、世界中の田畑で農作物が黄色に色づいて収穫を待っています。

　しかし、この平和な風景も世界のある地域ではみることができません。そのような地域では、戦争や内乱によって農作物を育てたり収穫したりできないからです。また、戦争の後遺症として地雷が多数埋められていて耕すこともできない土地があります。

　所によっては、気候の変動や土地への過負荷によって砂漠化してしまい作物が育てられません。ここでいう過負荷とは、土地を

11　月

　自然回復できないほどに傷めつけてしまう行為です。少し手を抜くだけで土地は直ぐに傷めつけられてしまいます。アメリカ合衆国のアラスカ州は北極圏を含んでいて夏は短いので、傷められた自然はなかなか回復いたしません。アラスカの真ん中には四国ほどの大きさのデナリ国立公園がありますが、ここの自動車道は公園の半ばまでで行き止まりの砂利道のままです。公園管理のレインジャーと若干の工事用の車以外は特定の中型バスだけが人を運んでいます。デナリ国立公園では野生生物が優先されていて、北米大陸最高峰のマッキンレイ山を擁する山群が太古変わらぬ姿を保ち続けております。
　数年前の夏、私たちはアラスカへ行ってきましたが、豊饒(ほうじょう)の秋に自然への思いやりの大切さを痛感させられました。

山辺の稔り

　秋の山辺を歩くと、木々の間にいろいろな果実がたわわに実っている風景を目にします。そんなとき、日本の秋の豊かさを実感いたします。

　11月になって木々の紅葉が落ち始めるころには、枝の果実は充実しきっています。柿の実は枝に残って赤みが増してきます。そろそろ、和歌山県や岐阜県、長野県の山間部のあちこちに干し柿の風景がみられる時節です。皮をむかれた渋柿は家の軒先につるされて冷たい風の中で水気を失います。乾燥が進むにつれて渋柿の渋みがなくなり甘くなります。渋みの成分は酸素に触れて水に溶けなくなり、もはや舌の味蕾には反応しないためです。

　柿の主な糖分は果糖（フルクトース）です。干し柿の表面についている白い粉は果糖が乾いたものです。

　天然の糖にはいろいろな種類がありますが、最も単純な形のものを単糖類といいます。また、単糖が2個結合したものを二糖類といいます。これらの糖類は水に溶けますが、いずれも甘味を持っています。果糖は単糖類の一種で、柿の甘味もこの果糖のものです。果糖の甘味は爽やかで、冷やすと甘味が増します。果糖が多量に含まれる果物を冷やしてから食べると美味しいのは、このためです。

11　月

　多くの糖は水に溶かした直後の方が、長く置いたものよりも甘味が強いのですが、例外もあります。例外の一例を蔗糖(しょとう)にみることができます。蔗糖は二糖類なのですが、溶かした後の時間に関係なく同じ強さの甘味が持続します。そのため甘味の標準には蔗糖液がよく使われています。例外の2例目は麦芽糖(マルトース)です。麦芽糖は水飴の主成分で、やはり二糖類ですが、他の多数の糖類とは異なり、水に溶かしたあと時間が経つほど甘味が増してきます。水に溶かした後の甘味の変化は、糖が水中で部分的に形の違う2種類の混合物に変化して行くという性質に由来します。

　では、糖はなぜ甘いのでしょうか。糖は多数の水酸基を持っていて、舌の味蕾の甘味を感じる箇所を刺激します。水酸基が糖の構造自体に対してどちらを向いているかによって甘味の強さが異なります。味蕾の甘味のセンサーを刺激するものであれば、糖以外のものでも甘味を感じさせます。

　天然物や合成物に、糖以上の甘味を感じさせる物質がいくつも知られています。これらは、極微量でも蔗糖ほどの甘味があるとか、糖と違って体内で代謝されないとかの理由で、昨今のいろいろな加工食品の甘味に使われています。

　アルコール：水の基本形は「水素＋酸素＋水素」(H-O-H)です。「酸素＋水素」(O-H)を水酸基といい、水酸基が結合した有機化合物をアルコール類といいます。水酸基は水に対する親和性が高いので、水酸基の占める割り合いが大きい化合物は水に溶けます。ちなみに、糖は多数の水酸基を持っています。

油の過酸化物

　魚の干物は、冬の炉端で酌み交わす酒のさかなによく似合います。紀伊半島では、昔から秋刀魚の一夜干しが手軽に利用されてきましたが、秋刀魚の干物には日が経つと渋い舌をさすような味が強くなってまいります。これは油が酸化されているのです。秋刀魚のように多価不飽和脂肪酸が多いものでは冷蔵した方がよいでしょう。脂肪酸の不飽和の部分が多いものを「多価不飽和脂肪酸」といいます。「不飽和脂肪酸」とは、いろいろな原子や分子が結合される能力が、まだ飽和されないで残っている脂肪酸ということを意味します。

　空中には酸素が20％もあり、酸素はいろいろなものと大変に反応しやすい分子（原子）ですから、不飽和脂肪酸ともすぐに反応します。脂肪酸の不飽和の部分に酸素分子が結合すると脂肪酸の過酸化物になります。1カ所に酸素原子が2個連続して結合しています。過酸化物は1個の酸素原子を活性酸素として離しやすく、またラジカル＊を生じやすいので、近くにある別の物質に酸

　＊フリーラジカル（遊離基）ともいいます。分子の中の電子は2個ずつが対になっていれば安定ですが、電子が1個のみで存在し対を作っていない状態は不安定で反応しやすく、ラジカル、フリーラジカルといいます。

素を与えて酸化してしまったり、ラジカルを与えて反応性を増してしまいます。

　最近、過酸化物が老化の因子として重要視されています。また、老化の原因は身体の細胞の中にラジカルが増加することと関係があるともいわれております。また、過酸化物やラジカルは細胞の癌化の要因になります。

　ところで、多価不飽和脂肪酸のように過酸化物になりやすい分子は、正常な代謝の途中でも過酸化物に変化しますが、ひきつづく次段階の変化を受けてプロスタグランジンなどに変化して行きます。しかし、過酸化物は反応しやすい形ですから、正常な代謝系とは異なった経路で多価不飽和脂肪酸が過酸化物になったままで止っていますと、それが正常な代謝系を乱してしまうという不都合な結果も起こしてしまいます。

　食品中の成分には容易に過酸化物に変化するものがありますし、私たちの身の回りにはラジカルが発生する条件が沢山あります。

　食生活の上では、食物の成分に不必要な過酸化物が増えないようにする必要がありますし、ラジカルが多くなるような条件に食品を曝さないことも大切です。この様な点からも新鮮な食品の大切さがうなずけるというものです。旬の食材が尊重されてきた背景には、このような理由がうかがえます。

糠の効用

　寒い季節になると暖かいお風呂がなによりもうれしいものです。

　以前の日本家庭では、お風呂にはいるときに、糠袋を作って湯に漬けたり身体を擦ったりしていました。糠袋は、米糠を手のひら程の晒し木綿の袋に入れたものです。

　ところで、収穫したてのお米は籾といい、籾殻に包まれております。籾殻を取り去ったものが玄米です。玄米の表面には糠層があって内部の白米部分をとり囲んでいます。玄米を搗精するとき、玄米同士をお互いに擦り合わせるようにしますが、表面の糠層が真っ先にはずれてきます。ついで、胚芽部分もはずれます。糠層を全部除いた米が白米ですが、胚芽部分も除かれております。胚芽を残した米を胚芽米といい、また糠層が２割程度残ったものを八分搗き米といいます。

　このようにお米を精白するときに生じたものを「米糠」あるいは「糠」といいます。従来、糠には米の発芽に必須な成分が含まれているのですが、その成分には我々人間が健康生活を維持する上で役に立つものが数多く含まれております。

　たとえば、先に述べたように（本書147〜148頁）、イノシトールや燐酸化イノシトールは体内へ吸収されると発癌を抑える作用

を発揮します。

　その他にも、「糠」にはいろいろなビタミン類や抗酸化作用を持った成分があります。また、ミネラルも豊富で燐酸の他にカルシウムやマグネシウムなども、たくさん含まれています。糠袋をお湯に漬けると様々な成分が溶け出してきます。糠には油も含まれておりますから、糠袋で身体を擦ると油膜が皮膚についてすべすべした感じになります。油に溶けこんでいるビタミン類や抗酸化剤も皮膚の表面につきますから、軟膏を塗ったような効果になるのでしょう。

　いろいろな成分に富んだ「糠」を使いやすい糠袋にして利用してきた先人の風習には、素晴らしい生活の知恵がうかがえます。一見、泥臭いようにもみえる昔からの風習を見直すことはエコロジカル生活への第一歩です。

　食生活をはじめ、すべての面で環境を考慮し環境を大切にする生き方、これが新しい生活スタイルでしょう。

　有機酸：アルコールの水酸基の部分が酸化されて水素が奪われると有機酸（有機化合物の酸）になります。この水素が奪われる反応は脱水素反応といわれ、生体内では脱水素酵素が関与します。いろいろな脱水素酵素の作用にはそれぞれに特有な補酵素が必要です。

おでん

　寒い北風の季節には「御田」がよく似合います。食卓の上に熱い湯気がたっておりますと、戸外の寒さも忘れてしまいます。

　冬の夜、昼間の勤務から解放されてわが家へたどり着き玄関をあけますと、「おでん」の匂いがただよってまいります。そんな夕べは食欲も一段と湧いてきて、太りすぎないようにという日頃の戒めもつい忘れてしまうに違いありません。

　「おでん」にはいろいろな食材が使えます。澱粉質のもの、たんぱく質の多いもの、少し油の多いもの、野菜やせんい（繊維）質のもの等々。ただ一つの制限は、よく煮ても崩れてしまわないようなもの、という点です。こんなことを考えながら材料を集めてみますと、結構品数が揃います。

　従来から「おでん」に使われてきた材料を眺めてみますと、おのずから日本古来の人々の食生活の知恵がうかがえて楽しくなってしまいます。

　「おでん」の材料には、よく「午蒡天（ごぼう巻）」や「山海揚げ」「雁擬き」「いかまき」や「うずら巻」のように揚げたものが結構使われておりますが、揚げることによって材料が煮くずれし難くなるからでしょう。その上、これらにはたんぱく質源の魚肉や、繊維源の牛蒡やひじきがごっそり入っておりますから、栄養

11 月

学的にもよくできているといえます。

　「おでん」の材料として大根やこんにゃくのように煮くずれしにくく「食物繊維」の多いものも使われますし、牛の筋のようにふつうの料理では使いにくいものも使えます。堅い材料でも、よく煮込まれますから、食べやすくなります。料理屋では一冬同じ鍋を使って、次々と材料を加えていくということです。毎日、火を入れておりますから、味が日一日と深くなって行きます。

　「おでん」は寒い季節になって一日中ストーブが燃えているような土地に芽生えた庶民の味なのでしょう。熱い「おでん」に芥子(からし)をつけ過ぎて鼻をツーンとさせてしまい、思わず隣の人と顔を見合わせるような風景が、「おでん」には似合います。そんな団らんの雰囲気を思い浮かべていますと、「おでん」を食べたくなってしまいます。

　これからますます寒くなるにつれて、わが家でも「おでん」が食卓に出る回数が増えるに違いありません。それと同時に「おでん」を囲みながら友人と話をする機会が増えるだろうと想像しております。

回遊する鰯

　鰯をはじめとする沿岸魚は、昔からずっと日本人の食生活に溶けこんでいました。しかし、牛肉が身近になり洋食が普及するにつれて、鰯などの魚が以前ほどには各家庭の食卓にのぼらなくなってきたのは残念なことです。

　1970年代には大都市周辺の日本沿岸が各種廃棄物や廃液で汚染されて近海魚が汚染されたうえに、鰯などの漁獲量も減ってきたことが食卓にのぼらなくなった一因でしょう。

　その後、1990年代には、大阪湾に鰯が戻ってきたことが新聞のニュースになるようになりました。大都会の真ん中には鰯をメニューの中心に据えたお店が出現し、繁盛していたといいます。

　鰯などの沿岸に住む魚の効用が見直されてきたことは、喜ばしいことです。「鰯のつみれ」のように骨も一緒に食べることは、カルシウムの補給のために大変好ましい食べ方です。さらに、鰯や秋刀魚の油には、栄養学上すばらしい効力のあることがだんだんわかってきました。

　鰯は沿岸近くの海水の温度が20度前後のあたり（「真鰯」は10度から20度、「片口鰯」は20度から25度）の海域の表層を大群をなして回遊しています。鰯の餌は海中に漂うプランクトンなどです。プランクトンは浮遊生物ともいわれ、海流に乗って移

動しています。これには海老の生まれたてのものや珪藻のような藻など、さまざまな種が含まれています。

　海水が有害物で汚染されますと、これらの小さな回遊生物も汚染されますが、汚染の程度が少ないうちは、これらの小生物は死なずに生き続けます。でも、これらプランクトンを小魚が食べますと小魚の体内の有害物はプランクトンの体内にある時よりも濃くなっております。小魚を食べたもう少し大きな魚の体内では、有害物はもっと濃くなって蓄積してゆきます。このことを食物連鎖による生物濃縮といいます。

　人々が環境を汚すと、生物濃縮を通じて、やがて人々の健康を損なうに至るのです。食卓の鰯が語りかけてくるものには、先祖の食の知恵のみならず、栄養学の最新の知識とともに地球環境への日本人の心構えさえ含まれていると、いえないでしょうか。

　動物が食べる食物の量：魚でも動物でも、餌（食物）を食べて自身の体を造っています。養殖魚や家畜を考えてみますと、魚や動物は、体重 1 kg になるために餌（食物）を 10 kg くらい食べます。いわゆる「高級魚」1 kg を養殖するには、10 kg の小魚が必要になります。したがって、食料需給の面からは、小魚を食べることの方が「高級魚」指向よりも遥かに重要で大切なことです。

12月

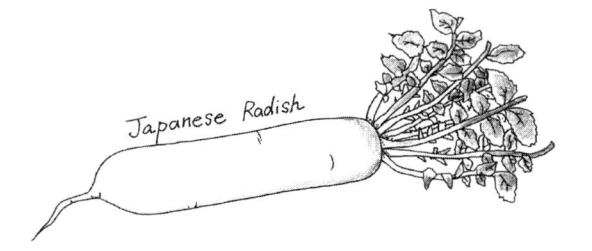

Japanese Radish

12月

　旧暦の「しわす(**師走**)」は、忙しく「し(師)」が「はせる(馳せる)」月からだとか、「なし(成し)はつる(終わる)」月を意味するとか、「とし(年)はつる(果つる)」月の意味だなどといろいろな語源が考察されています。

　英語のDecemberでは、古代ローマカレンダーの10番目の月を表しています。deci(1/10)やdeca(×10)も10に関連しています。

季 節 雑 感

　急に寒波がやってきた日の夕方、寒い吹きさらしのプラットホームから暖かい電車に乗り込むと思わずせき込んでしまうことがあります。冷たい寒気が電車の中に流れ込んだとき、暖房で暖められますと、空気は非常に乾燥した状態になります。少し風邪気味の人がせき込むのは無理もありません。

　戦後しばらくは、咳が出るのは風邪の人と肺結核の人だということになっておりました。咳が出そうな場合には、他の人に迷惑をかけないようにとマスクをしたりハンカチーフを口元に当てるのが常識でしたし、誰もがそのように心掛けていました。

　さて、戦後の日本では食糧事情の好転につれて、人々の栄養状態が改善され、同時に抗生物質の発見と普及によって病原菌の感染が飛躍的に減少しました。しかし、抗生物質の生産が増えて価格も低くなってきますと、大量に使われるようになり、生物が進化の過程で行ってきたように病原菌の中には抗生物質に抵抗性を持つものが出てきたのです。

　かつては結核は抗生物質で確実に治っていたのですが、最近では抵抗性の結核菌がはびこってきて、時として結核が抗生物質で治らなくなっていると聞きます。

　一方で、社会全体に結核菌が少なくなっているため結核菌に自

然に感染して免疫を得る機会も少なくなっており、免疫のない人が過労などで体が弱っている場合には、一度に大量の結核菌に感染しますと発病するおそれすらあります。

　ところで、ここ数年のことですが電車に乗っていて気になることは、若者が、開放的に皆の方に顔を向けて咳をしている光景です。礼儀も地に落ちたなと嘆いておりましたら、年配者も同じように咳をしているではありませんか。これは近ごろの悪しき社会風潮の現れでしょうか？

　個人を利己的な形で極端に物事の中心に据える考えの極限として、他人や他世代のことには無頓着で、自分たちや自分らの世代さえ良ければよいという風潮が蔓延しているようです。現代の日本においては、他人や他世代に対しても思いやるというゆとりが欲しいものです。「他への思いやり」のもてる社会こそ豊かな社会といえます。そこは、人々が生き生きとしていて健康に満ちあふれた社会です。

ポリフェノール

　各地で霜月祭りが済むともう12月も間近かです。霜月祭りは収穫祭や氏神祭りのことで、一年の収穫が無事終わったことを感謝して今年を締めくくり、来年の幸せを期待する行事です。例年、11月中旬には獅子座流星群が出現しますが、年によっては盛大なシャワーになって話題を呼びます。
　師走（12月）になると、身の回りのものが急に走りだすように見えるのは、気のせいでしょうか。
　そのような慌ただしい雰囲気の中でも、身体の中の生命活動は休みなくせっせと続いております。体内の諸臓器を常に同じ状態に保つためにいろいろな栄養素を体内へバランスよく摂り入れることが望ましいのです。
　ところが、年末が近づきますと忘年会とか年忘れ会と称して飲んだり食べたりする機会が増えてきます。そのような飲み会では、栄養素のバランスがよくない偏った食事になりがちなので要注意です。
　栄養素というと糖質、脂質、たんぱく質、ビタミン類、ミネラルが挙げられますが、実はこれらの他にも食べたい成分があります。食物繊維はその一つですが、その他に話題になっているものがポリフェノールです。

12　月

　フランスのワイン業界がワインの効能として赤ワインに多いポリフェノールの有効性を提唱して以来、わが国でも赤ワインブームが起きております。ポリフェノールはどの植物にも含まれているものです。林檎の皮を剝いてしばらく置くと、茶色になるのは果肉に含まれるポリフェノールが酸素で酸化されたためです。この変化には酵素が作用しています。この酵素の作用を止めるために食塩水につけたり、さらに水洗いしてポリフェノールを除いておけば、林檎は褐色になりません。同じようなことはジャガ芋の皮を剝いたときにも経験されます。

　植物の幹や葉を傷つけたり折ったりしますと切り口が茶色になりますが、やはりポリフェノールが酸化されて傷口を保護しているのです。ポリフェノールが酸化されますと水には溶けない成分に変化しますから、植物の傷口を保護する上で大変有効なのです。

　フェノール：有機化合物は炭素の骨格を主体にしています。炭素原子は6個が環状に結合すると安定になり、環状構造といいます。環状構造のうちに芳香族という1群があります。この群はベンゼン核という構造を持っています。1個のベンゼン核に水酸基が1個結合した化合物は石炭酸（フェノール）といい、消毒薬として使われています。いろいろな芳香族で複数個の水酸基を結合させたものをポリフェノールといいます。食材にはいろいろな種類のポリフェノールが含まれていて、いろいろな場面に登場します。食材の色や味や状態などに影響しています。

干し柿の季節

　師走と聞くと干し柿を連想いたします。11月の山里には柿が色づいて秋の山里を彩りますが、そのころには干し柿の生産が急ピッチに進められています。

　柿の産地は和歌山県や長野県、岐阜県の山里です。和歌山県北部には葛城山脈が東西に走っていてその南側を紀ノ川が流れております。山脈の南斜面に柿の木が植えられていて、その中心の山懐に四郷(しごう)地域があります。和歌山県のここ、四郷は干し柿の生産地として全国に知られております。

　柿は、秋の果物として古くから親しまれてきました。歌や絵の題材としても多数登場いたします。

　柿は日本の代表的な果物の一つです。熟した柿の果皮の深い色合いは格別の美しさを湛(たた)えています。花色ではベゴニアの花にも柿色のものがありますが、この柿色もいつまでも見飽きない趣を持っております。熟して渋みの抜けた柿の果肉は生で食べても美味しいのですが、少し未熟ですと渋くて、口の中がいつまでも収れんしてしまいます。

　柿の果肉は加工されて、柿羊羹(ようかん)や柿饅頭(まんじゅう)まで作られています。柿には、ビタミンCやカロチンなどが多く含まれているので、沢山食べると冬に風邪を引かないといわれてきました。しかし、

12 月

　生の果肉は直ぐに柔らかくなって、やがて溶けだして水っぽくなってしまいますから、果実の保存は簡単ではありません。大きな柿の木があると家族中で食べても食べ切れません。果実が一時に多数なりますから、永く保存しようとすると、特別な処理をしなければなりません。

　古来からの日本人の知恵は干し柿として柿の美味しさを永く蓄えようとするものでした。干し柿になる途中で渋みは無くなりますから、渋のあるなしに関わらずに干し柿としての美味しさを求めて樹木が選別・植栽されて来ました。

　干し柿を食べやすくするためと乾燥されやすくするために、まず、柿の果皮がむかれますから、傷み難くするためには気温が低いことが大切です。美味しい干し柿ができるためには、収穫するころに気温が下がっていて果肉が溶けださないようになっていること、寒風の中で果肉が急速に乾燥されること、甘くなった果肉に虫が集まってこない程に寒いことと、果肉がそれなりに堅いことが大切です。

　干し柿の産地は、柿の木がよく育つ地で、これらの条件が当てはまる地域です。師走に何げなく食べてしまう干し柿にも先人の知恵が詰まっているといえましょう。

柿　の　渋(しぶ)

　庭の柿の実が熟して赤く色づくころ、いろいろな木々の葉も色づき始めます。紀ノ川の上流地域は、柿の産地として知られていますが、「柿の葉寿司」の産地としても有名です。柿の葉を塩漬けにして保存しておき、これで鯖寿司を包んだものが、いわゆる「柿の葉寿司」です。

　昔から、秋に柿の実を沢山食べると冬に風邪を引きにくいといわれてきました。柿の実の成分を調べてみますと、柿にはカロチンが多く、また、ビタミンＣも豊富に含まれています。これらの成分が身体の抵抗力を高めるのに有効であることを表していると思われます。

　柿は干し柿にして、永く保存できるようにされてきました。柿の実が渋いのは、実に含まれるタンニンが舌の味蕾にくっついてたんぱく質を変性させてしまうことによります。なめし革にタンニンなめしという技法がありますが、これと同じ様なことが舌の上で起こっていると想像して下さい。

　柿の渋みを除くためには、タンニンを反応しにくい形にすればよいのです。渋柿を詰めた容器にアルコールを噴霧して幾日か置くと、渋味が無くなります。

　野外の柿の実も熟してくると渋みが無くなります。わが家の庭

の柿の実も熟した途端に毎年小鳥に食べられてしまいます。柿が沢山実った年には、メジロのように小さな小鳥も食べに来ますが、今年のように実の成りが少ない年では、尾長のような大きい鳥に食べられてしまって、数日で実が全く無くなってしまいます。自然の摂理とは厳しいものだとつくづく感じます。

　脱渋の原理：渋柿の渋抜きには、柿にアルコール（局方）や焼酎を噴霧して暖かいところへ保存したり、二酸化炭素（ドライアイス）と一緒に保存したり、干し柿にします。

　アルコールは柿に含まれるアルコール脱水素酵素の作用でアセトアルデヒドに変化し、これがタンニン（ポリフェノールの一種）に結合して水不溶性になり渋味がなくなります。この酵素の適温が40℃なので、暖めると反応が進みます。渋柿のタンニンは果肉のタンニン細胞にあり、水溶性タンニンが渋味を与えますが、干し柿になって水不溶性になると渋味がなくなります。この時、タンニン細胞は胡麻状に黒く変色しています。渋柿を二酸化炭素の中に保存するのは、柿の組織が嫌気性の雰囲気になって果肉にアセトアルデヒドが生成されることを利用します。

柿 の 献 立

　干し柿が店頭に並び始めると、年末が近づいてきたなと実感させられます。上品に白い粉（果糖）を吹いた干し柿に手を触れますと、ふっくらとした感触が来年への豊かな希望を感じさせます。

　年始の献立には「柿なます」が登場します。岐阜県は富有柿の産地として知られており、また干し柿の優秀品種である「堂上蜂屋（どうじょうはちや）」の産地でもあるため、郷土料理としても干し柿を使った「柿なます」が知られております。年末年始のころちょうど出回り始めた干し柿が刻み込まれていて、柿の甘みが程良く酸味と調和して独特の風味をかもしだします。大根と人参の千切りを甘酢につけて、刻んだ干し柿を混ぜたものです。昆布の刻みを入れて適度な粘りをだしているので、千切りのぱさぱさ感がなくなって食べやすくなっています。食器に盛られたあと、黒ごまがぱらぱらとふられていて、ゴマの風味が食欲をそそります。少しこくのある食事の後では、口直しにもってこいです。

　ふっくらした干し柿は「へた」をとると、中の種を簡単に取り出せます。そのあと穴へ芥子を詰めて衣を付け油で揚げたものが長崎地方では食膳にのせられます。

　柿を使った料理として、福島県（磐越地方）では「柿揚げ」が食卓に登場します。いわゆる「かき揚げ」ですが、柿の場合は、

12 月

堅い甘柿の輪切りにころもを付けて揚げたものです。揚げたあと塩を振りかけます。

さて、「柿の葉寿司」は鯖の押し寿司が柿の葉で包まれたものが一般的ですが、奈良地方で家庭料理として作られていた柿の葉寿司は、塩鯨を材料に使ったものでした。塩鯨を一寸（3cm）角位に切って塩出しをしておき、数回熱湯をかけます。ごま塩で寿司飯を握って上へこの鯨をのせ、柿の葉で包んで押し寿司の容器に並べます。数時間重しをして置いてから、食べます。

柿の葉は春の新芽が美しい浅緑色をしていますが、秋の紅葉も大変美しいものです。広い葉の一部が黒くなって独特のパターンになり、緑色や黄色の模様も残っていて、どの一枚として同じものがありません。一枚の柿の葉にも積み重ねられた年輪が感じられます。

古い柿の木の幹は、樹皮に「のきしのぶ」や苔を生やしていて渋いパターンをみせています。このような柿の木の佇まいには、永い人生の趣さえもが感じとれるのではないでしょうか。

牛 肉 事 情

　寒くなる、と牛肉の料理を食べたくなる人は多いことでしょう。牛脂は冷えると固まりますから、牛肉の料理は熱いうちがおいしいのです。最近の日本人の食生活を全国の平均値から眺めてみると、大変理想的な食べ方になっています。食事に含まれる三大栄養素をエネルギー比に換算してみますと、脂肪26％、たんぱく質16％、糖質58％となっておりますから、日本人の食事摂取基準（脂肪20～25％、たんぱく質11～13％、糖質62～69％）に近い値です。

　しかし、脂肪摂取量がこれ以上に増えないように気をつけねばなりません。詳しく調べてみますと、日本人のうち約3割の人が脂肪の摂り過ぎです。一方、現在の欧米の人達は平均値でみても脂肪の摂り過ぎによる肥満が深刻になっております。

　アメリカでは「脂肪の摂り方を減らそう」という政府のキャンペーンが強力に行われていて、スーパーでは牛肉のブロックを小売り用にパックする前に、肉の周囲についている白い脂の部分を丹念に削り取っています。こんな時、霜降り肉だと「赤い肉の間に薄い白い脂肪層が重なっているため」どうしようもありません。市民の多くが動物の脂をなるべく減らそうとしているので、霜降り肉などをショーケースに出しておいても売れないのだといいま

す。霜降り肉は日本向けに回されているといいます。

　それでは脂肪は全く不必要かといいますと、そうではありません。私達が生きて行くうえで各種のホルモンやホルモン様物質は大切な役割を担っておりますが、これらの物質の幾つかはコレステロールや不飽和脂肪酸などの脂質成分からつくられております。寒いときのエネルギー補給源としても脂肪はとても好都合です。

　糖質、脂質、たんぱく質、ビタミン、ミネラルと食物繊維をバランスよく含む食事が健康のためにはよいのです。食事中の脂肪がエネルギー比で 20 〜 25 ％ が適切なのですがその内訳は、植物性油脂と動物性油脂と魚油の割合が 1 対 1 対 0.2 くらいになっているのがよいでしょう。

BSE 禍に思う

　20世紀末から21世紀にかけて突然牛肉が安心して食べられなくなってしまったことは残念な事態です。狂牛病として報告されている病態は悲惨です。この症状の原因がわかってきたのに未だに牛肉を食べることに不安が残されているのはどういうことでしょうか。

　仔牛の餌に病羊の肉骨粉が与えられたことがBSE*牛発病のきっかけだとして、肉骨粉の使用が禁止されていますが、養魚用や肥料には使ってもよいといいます。BSEは病性プリオンというたんぱく質が原因物質であり、このたんぱく質は非常に安定で分解されにくいといいますが、海水中ではどうなのでしょうか？

　魚の内臓中に餌から来た病性プリオンが残っていて、この魚を内臓ごと食べた人はどうなるのでしょうか？　ウニや鮎のように積極的に内臓を食べる場合にはどうなのでしょうか？　病性プリオンの混入した肉骨粉を肥料として畠にばらまいて、これをトリや動物が舐めた場合はどうなるのでしょうか？

　近頃の社会風潮は「安ければよい」ということが先行し、すべての価値基準が経済におかれている局面では、いろいろな障害が

---

　* BSE：Bovine Spongiform Encephalopathy の略、牛海綿状脳症。

至るところに起きていて枚挙に暇(いとま)がありません。社会構造の転換は今や急務であるといえましょう。そして、すべての価値基準は「生命の尊厳」にあるべきなのです。

BSE 肉骨粉の行方(ゆくえ)：英国の税関から発表されている輸出データを見ますと、1988年から1996年までの9年間に英国の肉骨粉がアジア地域に10万 t(トン) 近く輸出されていて、その内の330 t が日本へ輸出されました。日本では2000年代に次々とBSE牛が発生したのですが、アジア諸国ではどうなっているのでしょうか。インドネシアとタイへはそれぞれ1万 t 以上、台湾、スリランカ、フィリピン、シンガポール、韓国へは、それぞれ1000 t 以上の肉骨粉が輸出されました。

牛のホルモンや串が日本へ続々と輸入されているのですが、それらの原料は全く安全なのでしょうか。こんな素朴な疑問を感じるのは私だけなのでしょうか？

クリスマスパーティーのあとで

　年末になると、いろいろなお付き合いで、食べたり飲んだりする機会が普段よりも多くなります。
　椅子とテーブルには洋酒が似合います。洒落たお店へ行かなくても、友人同士の集まりや、自宅の椅子に家族で腰掛けていても洋酒があるとそれなりに楽しい雰囲気が出てくることでしょう。
　ワインやビールのおつまみというと、チーズやナッツや鶏の空揚げなどがよく使われております。これらは、たんぱく質と脂質に富んでいて、胃腸粘膜がアルコールによって侵されるのを防ぐことができるのですが、おつまみだけを食べ過ぎると栄養素のバランスがくずれてしまうという心配があります。飲むにつれて、つい脂っこいものを食べ過ぎてしまったというような経験をお持ちの方も多いのではないでしょうか。
　また、近ごろのようにグルメブームにあやかって珍しいものを食べたいということになりますと、珍獣や珍魚の肉料理が主体になるそうですが、やはりたんぱく質の摂り過ぎにおちいります。このように年末にはともすると、たんぱく質と脂質を摂り過ぎて、糖質（炭水化物）の食べ方が少なくなる傾向があります。洋食ではご飯やパンなどの穀類はむしろ添え物で、メインデッシュは肉類ですから、糖質は不足しやすいのです。

12 月

　一方、和食ではご飯が主食ですから、家庭料理であれば、もともと糖質が不足することはあり得ませんでした。

　お酒（日本酒）の突き出しは刺身のようなたんぱく質の場合もありますが、枝豆のようにたんぱく質と脂質と糖質の混ざったものの場合や、鰻の骨のようにカルシウムやミネラルに富んだもの、もずくの酢の物のように食物繊維のかたまりのようなものまでいろいろな種類の食品が使われています。

　この様にみてきますと、和風パーティーにも魅力がいっぱいです。洋風のパーティーのあとには和食の献立を食べるように心がければ、洋風ずくめの年末パーティーで偏食気味だった食生活も修正できるでしょう。

師走(しわす)の風物の中で

　昔とちがって師走といっても、さほど慌ただしくなく、そのせいで正月とか新年の新鮮さが薄れてしまったように感じられるのは私だけではないようです。ひとつには食品の貯蔵技術が進んだために、一年中いろいろな食品が食べられるからでしょう。

　しかし、季節を生きる生物はやはり春夏秋冬に合わせて息づいております。季節に合わせて息づくために、体内にセンサーが埋め込まれていて季節の変化を敏感に感じとっているのです。

　秋に暖かい日が続いたりすると、9月に桃の花が咲いていたり10月に桜が咲いたりして驚かされます。生物の体内に潜んでいる体内時計や体内温度計の謎の一端をかいまみた思いがします。

　以前は旬(しゅん)の食べ物に合わせて生活していた私たちの体内時計は、最近の旬が無くなってしまったような食生活で変わってしまったのでしょうか。身体の仕組みにはまだまだわからないことが多くあります。

　わからないことが多い自然の真理の中で、私たちの誰でもが知っている明らかなことがあります。それは、私たち人間は毎日食物を食べ、一定量のエネルギーと栄養素を摂らなければ健康を維持することができず幸福に生きられないということです。

　人が食糧を入手する方法をみてみましょう。漁業はまだ自然か

ら採取している部分が多いのですが、植物や畜産物は畠や牧場で生産しています。

　ここで考えてみたいのは、世界中の人口が年々すごい勢いで増加している現在、何十年という時を経ないで農業生産量が食糧必要量を満たさなくなるのは目にみえております。こんな危機的情勢を近い将来に控えているのに、なぜそれに対する政策が前面に出てこないのでしょうか。日本のように食糧自給率が非常に低い国では、食糧を確保するための政策は何よりも最優先事項のはずです。

あ と が き

　近未来において、日本人の食料調達が困難にならないような方策が今や切実に求められています。「衣食足りて礼節を知る」(西暦前数百年、中国斉の国で管子の書に書かれたもの) といわれて来たことが肝に銘じられねばなりません。この言葉は、かつての中国で、奪い・奪われるという戦争に明け暮れた社会情勢を変えるための戒(いまし)めとして表現されました。

　前世紀まで、人類は戦争に明け暮れていました。20世紀は世界規模の戦争が何回もあった世紀であり、それまでの兵器を遙かに越えた核兵器が出現して、一般市民へのホロコースト(大量虐殺)が行われてしまいました。そして西暦2000年末に多くの人が願ったことは、今世紀21世紀こそは戦争と無縁な平和な世界がみえてくることでした。今から70年前、第二次世界大戦や核爆発の悲劇を経験した日本人は不戦の誓いを胸に抱き、その思いを平和憲法の形に残して来ました。

　文明が進み文化水準が高くなった社会では、あらゆる紛争が話し合いと相互理解とで解決され、すべての武力が排除されている筈です。物事の価値基準は「生命の尊厳」でなければならないからです。

　一方で、現在の地球環境については、「地球温暖化」が深刻です。

あとがき

「地球温暖化防止」のためには、武力を使わない話し合いの社会が必要です。

しかし、現実社会には、「生命の尊厳」をないがしろにし「平和」を軽んじる風潮が少なくありません。

私たちは何とかしたい、何とかしなくてはならない、と思います。誰にとっても希望に満ちた、未来に希望のもてる、平和で健やかな社会を確立するために。

心ある人々よ、奮起しよう。

2009 年 8 月 7 日

片山眞之・片山洋子

〈著者略歴〉

片山　眞之（農学博士）
（かたやま　まさゆき）

1959 年　東京農工大学農学部農芸化学科卒業
1964 年　東京大学大学院化学系研究科修了
　カリフォルニア大学（サンジエゴ校）スクリップス海洋研究所研究員、ニューヨーク州立大学アップステイト医学センター研究員、東京大学助手（農学部）、大阪府立大学助手、講師、助教授、教授（農学部応用生物化学科）を経て
　現　在　大阪府立大学名誉教授、森ノ宮医療学園専門学校講師、岐阜女子大学特別客員教授、大阪青山大学客員教授

片山　洋子（医学博士）
（かたやま　ようこ）

1958 年　東京大学医学部衛生看護学科卒業
1960 年　お茶ノ水大学家政学部専攻科（食物学）修了
　東京大学助手（医学部）、お茶の水女子大学助手（家政学部）、大阪市立大学講師、ライデン大学医学部電子顕微鏡研究所で研究に従事、大阪市立大学助教授、教授（生活科学部）、福岡女子大学大学院教授（人間環境学研究科）、岐阜女子大学教授（健康栄養学科）を経て
　現　在　大阪市立大学名誉教授、岐阜女子大学特別客員教授、大阪青山大学教授（健康栄養学科）

エッセイ
栄養歳時記

2010 年 7 月 23 日　　初　版

著　者　片山眞之
　　　　片山洋子
発行者　飯塚尚彦
発行所　産業図書株式会社
　　　　〒 102-0072　東京都千代田区飯田橋 2-11-3
　　　　電話　03（3261）7821（代）
　　　　FAX　03（3239）2178
　　　　http://www.san-to.co.jp

装　幀　菅　雅彦

© Masayuki Katayama　2010
　 Yohko Katayama
ISBN 978-4-7828-6519-4　C 0077

印刷・平河工業社
製本・小高製本工業